JOURNAL FÜR DIE FRAU

DER NEUE GESUNDHEITS CHECK

Mit Sofortprogramm

Ein JOURNAL FÜR DIE FRAU Buch
im Mary Hahn Verlag

Ein Buch aus der Produktion
der Zeitschrift
JOURNAL FÜR DIE FRAU

Redaktion: Geert Zebothsen
Texte: Lilli Bock, Ingrid Düker,
Klaus Heitkamp, Astrid Jürgens,
Julia Müller, Brigitte Scharnhorst,
Gisela Schaumann-Dunkhase,
Lore Schmoll
Grafik: Barbara Mattich, Barbara
Saniter, Elisabeth Westermann
Fotos: Martin Brandis, Ulli Heiser,
Andrea Kramp + Bernd Gölling,
Hans-Joachim Schmidt, Christine
Westphal
Zeichnungen: Axel Camici, Steffi
Delfmann, Holger Everling
Gymnastik-Entwicklung:
Hannelore Schwarz-Böhm
Lektorat: Hermann Hemminger
Umschlag: Wolfgang Heinzel
Herstellung: Andrea Cobré

Satz: Kreuzer Fotosatz
und Concept GmbH
Druck und Bindearbeiten: Chemnitzer
Verlag und Druck, Zwickau
Printed in Germany
ISBN 3-87287-389-X

Zehn Tests – und fünf Sofort-Programme

Gesundheit ist nicht nur das Gegenteil von Krankheit – es bedeutet vor allem seelisch-körperliches Wohlbefinden. Das kann man sich nicht oft genug vor Augen führen. Unser JOURNAL-Ratgeber »Der neue Gesundheits-Check« macht das deutlich.

Mit seiner Hilfe läßt sich schnell und ohne großen Aufwand feststellen, wie gut man drauf ist und wo sich eventuell Schwachpunkte zeigen. Dafür sorgen 10 Gesundheits-Tests gleich vorn im Buch: Beweglichkeit, Konzentrationsfähigkeit, Sehschärfe, Hörqualität, Ernährung, Früherkennung, Brustselbstkontrolle, körperliche Alarmzeichen, richtiges Atmen, kostenlose Vorsorge – wenn Sie all diese Checks vornehmen, wissen Sie, wie's um Ihr Wohlbefinden im einzelnen steht.

Aber mit dem Wissen ist es ja nicht getan!

Darum haben wir in dieses Buch auch gleich die wichtigsten Sofortprogramme mit eingebaut. Ihre allgemeine Fitness ist nicht die beste? Dann hilft Ihnen die Vier-Wochen-Aufbau-Gymnastik ab Seite 35 auf die Sprünge – es sei denn, Sie ziehen »Die 5 Tibeter« vor, die sensationellen Energie-Übungen aus Fernost (ab Seite 54).

Sie brauchen Rezepte, mit denen Sie nicht nur überflüssige Pfunde verlieren, sondern auch zu hohe Blutfettwerte senken können? Ab Seite 62 finden Sie »Die neue Cholesterin-Diät«. Sie wollen Ihre körpereigenen Abwehrkräfte durch gezielte Ernährung stärken? »Die neue Immun-Diät« ab Seite 78 sorgt auf äußerst geschmackvolle Art und Weise dafür.

Und wenn Sie zu den Millionen gehören, die Einschlaf-, Durchschlaf- oder Ausschlafstörungen haben: Das Sofort-Programm »Besser Schlafen« schafft Ihr Problem garantiert aus der Welt. Es beginnt auf Seite 100 und endet mit Expertentips ab Seite 120.

Natürlich kann und soll dieses Buch nicht den Arztbesuch ersetzen. Aber mit diesem Buch wissen Sie einfach mehr über sich und Ihre Gesundheit – auch das trägt zum Wohlbefinden bei.

Ihre JOURNAL FÜR DIE FRAU-Redaktion

Inhalt

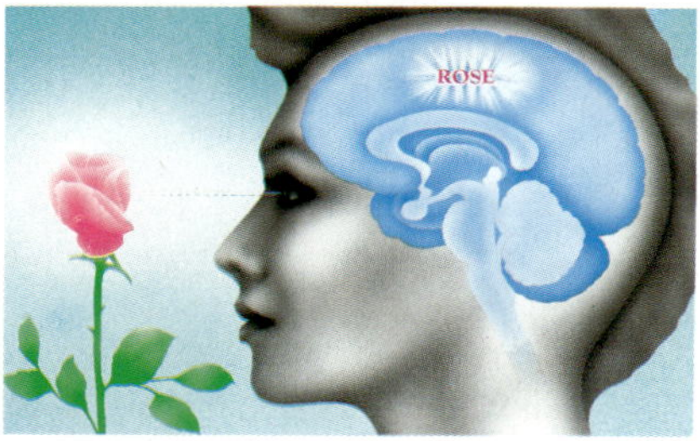

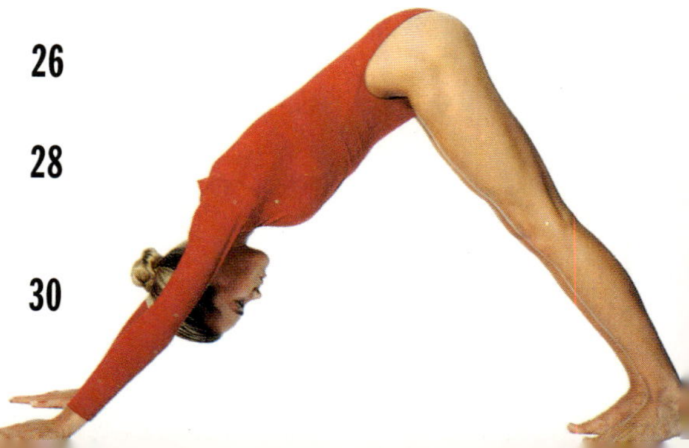

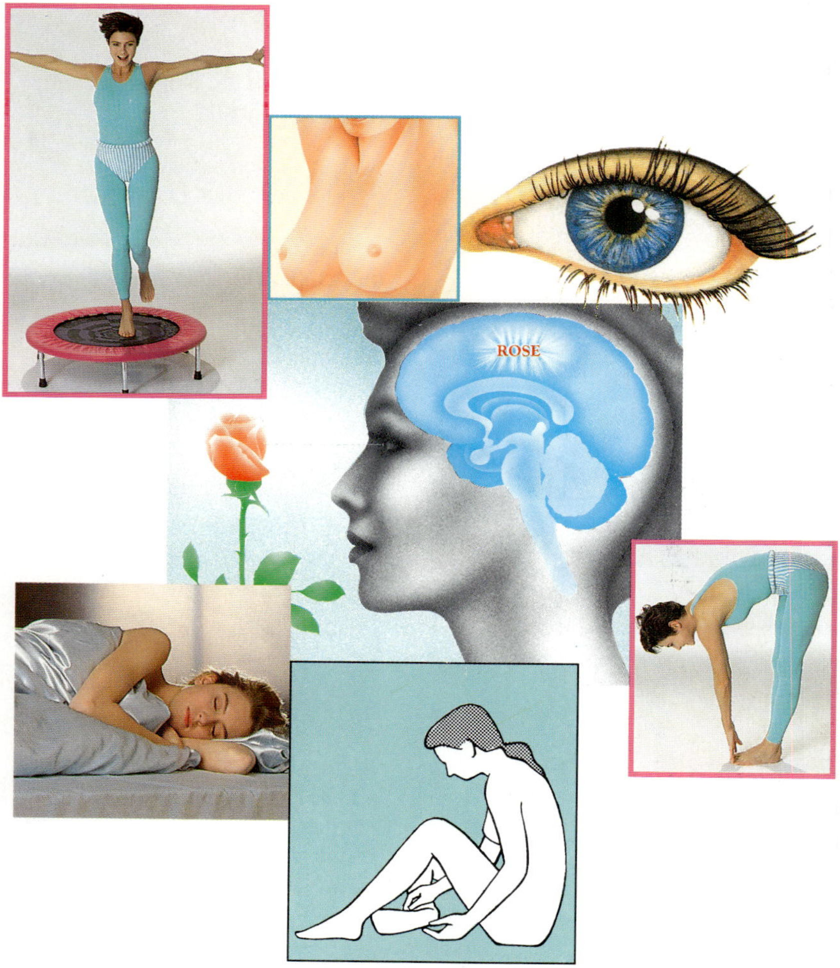

Was rastet, das rostet – und das gilt nicht nur für die Glieder und Gelenke. Auch Herz und Hirn und alle fünf Sinne müssen trainiert werden

Rundum gesund? Machen Sie die 10 Schnell-Tests

Was Sie selbst und alle anderen Menschen am höchsten schätzen, ist die Gesundheit. Sie wollen stark, widerstandsfähig, zäh und voller Lebenskraft sein, geistig auf der Höhe und mit Ihren Gefühlen im Einklang. Doch wie erkennen Sie Alarmzeichen, Störungen und Schwachpunkte? Auf diese Fragen geben Ihnen die nachfolgenden 10 Tests sofort eine Antwort.

Wer sich bewegt und das Richtige ißt, bleibt obenauf

Gesunde Ernährung und körperliches Training gehören eng zusammen. Sie ergänzen sich gegenseitig und garantieren langfristig Ihr seelisch-körperliches Wohlbefinden. Machen Sie die Probe mit Test 1 und Test 5. Die Tabellen zeigen Ihnen, wie gut Sie in Form sind und wie Sie sich verbessern können.

Wer seine Sinne beisammen hat, trainiert sein Gehirn

Was Ihnen alles durch den Kopf geht, hat nicht nur mit Intelligenz und Denkfähigkeit zu tun. Wenn Sie Augen und Ohren offenhalten, füttern Sie das Gehirn mit Anregungen und Informationen. Aber wie gut ist Ihr Gedächtnis, wie scharf sind Ihre Augen und wie hellhörig Ihre Ohren? Die Tests 2, 3 und 4 verraten es Ihnen.

Wer vorsorgt, lebt länger und ruhiger

Vorbeugen ist besser als heilen, und doppelt hält allemal besser. Vergessen Sie darum niemals Ihre Termine zur Früherkennung und Vorsorge. Und passen Sie auch selbst auf sich auf, kontrollieren Sie Ihre Brust und Ihre Haut. Wie Sie das machen und was die Check-ups beim Arzt bedeuten, erfahren Sie mit den Tests 6, 7 und 10.

Wer die Signale des Körpers kennt, verhütet Schlimmeres

Die Atmung ist sozusagen der Motor, der die Funktionen des Körpers in Gang hält – aber auch beeinträchtigen kann. Wie Sie selbst diesen unbewußten Vorgang beeinflussen, sagt Ihnen der 9. Test. Und in Test 8 erfahren Sie, auf welche Alarmzeichen des Körpers Sie achten müssen.

1. Test

Halten Sie sich in Form

Genug Bewegung – davon hängt unser aller Wohlbefinden ab

Fühlen Sie sich fit?

Wenn Sie diese Frage nicht spontan mit Ja beantworten können, ist möglicherweise Vorsicht geboten. Geraten Sie zum Beispiel beim schnellen Gehen oder Treppensteigen gleich außer Atem, bekommen Sie dann sogar Beklemmungsgefühle bis hin zu Brustschmerzen, fühlen Sie sich oft schlapp und müde – dann sollten Sie nicht auf eigene Faust durch ein Fitnesstraining gegen diese Beschwerden angehen. Fragen Sie Ihren Arzt, und lassen Sie Ihre persönliche Belastbarkeit abklären. Denn was bei anderen wie ein Jungbrunnen wirkt (z. B. Jogging), kann für Sie ganz verkehrt sein. Der Sportmediziner Dr. med. Klaus-Michael Braumann vom Olympiastützpunkt Hamburg/Kiel entwickelte für JOURNAL FÜR DIE FRAU einige Kurztests, durch die Sie Ihre körperliche Fitness – Beweglichkeit, Koordinationsfähigkeit, Ausdauer und Kraft – auf die Probe stellen können.*

Beweglichkeit

Versuchen Sie, bei gestreckten Knien den Boden mit den Fingerspitzen zu berühren. Erst nach vorn – wieder aufrichten – dann zur rechten – wieder aufrichten – und zur linken Seite.

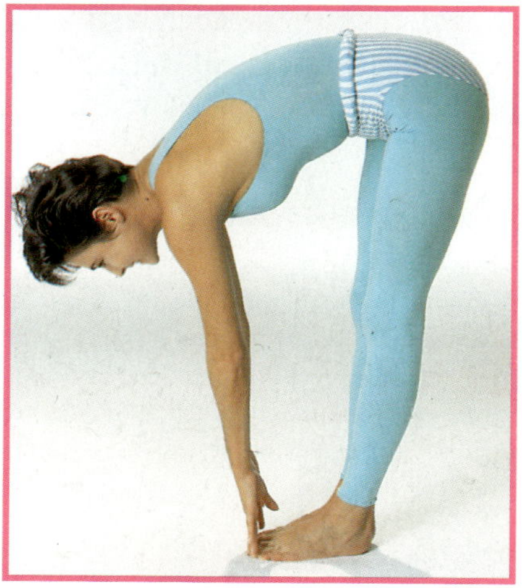

Diesen Testwert sollten Sie erreichen (Anzahl der Rumpfbeugen in 30 Sekunden): Tragen Sie jeweils in die freien Felder den Wert ein, den Sie beim ersten Test und vier Wochen später erreichen. Vielleicht können Sie Ihre Leistung allmählich steigern.

Alter	Frauen (Soll-Werte)	Männer (Soll-Werte)	Erreichter Wert jetzt	Erreichter Wert in 4 Wochen
bis 40	15	20		
40–50	12	15		
über 50	10	12		

*Mitglied des Iglo-Forums, Expertenkreis für gesunde Ernährung und Lebensweise

Ausdauer

Ihre Ausdauer können Sie selbst ganz grob beurteilen, indem Sie messen, wann Atem und Puls sich nach einer Anstrengung wieder beruhigen. Sinkt Ihr Puls nach zwei Minuten unter 100, ist Ihre Ausdauer in Ordnung. Auch Kniebeugen sind ein guter Test.

Alter	Frauen (Soll-Werte)	Männer (Soll-Werte)	Erreichter Wert jetzt	Erreichter Wert in 4 Wochen
bis 40	24	28		
40–50	20	24		
über 50	15	18		

So viele Kniebeugen sollten Sie in 30 Sekunden schaffen

Alter	Frauen (Soll-Werte)	Männer (Soll-Werte)	Erreichter Wert jetzt	Erreichter Wert in 4 Wochen
bis 40	18	19		
40–50	16	15		
über 50	13	12		

Zählen Sie, wie viele Liegestütze Sie in 30 Sekunden schaffen. Die Tabelle zeigt die Sollwerte

Kraft

Mit dem Liegestütz testen Sie die Kraft Ihrer Schultergürtel-, Oberkörper- und

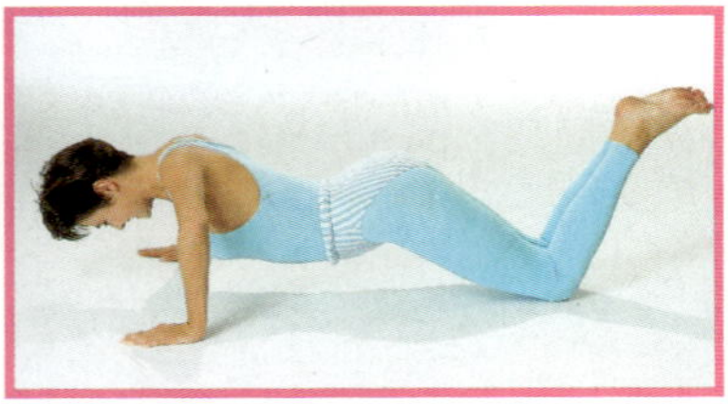

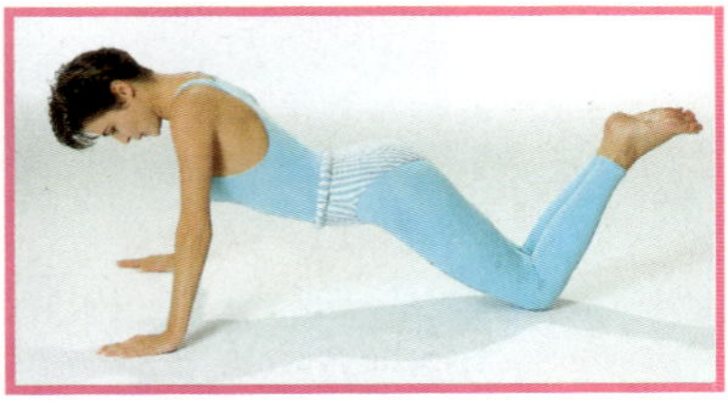

Armmuskulatur. Frauen führen im Test den verkürzten Liegestütz aus, bei dem statt der Fußspitzen die Knie aufgesetzt werden. Männer machen den klassischen Liegestütz, bei dem zwischen Hüften und Fersen eine Linie gebildet wird.

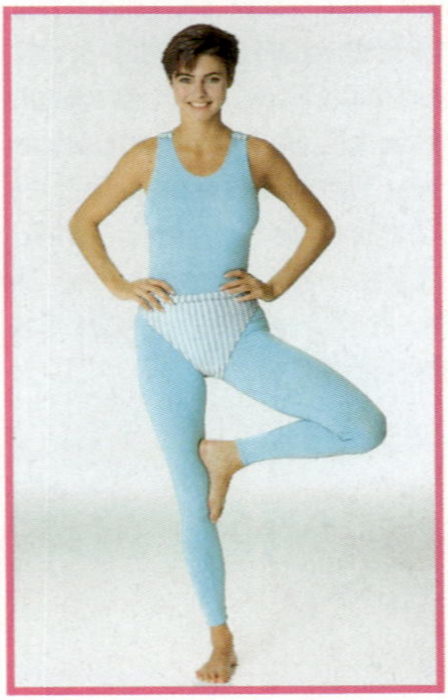

FOTOS: CHRISTINE WESTPHAL

Koordination

(Zusammenspiel verschiedener Muskelgruppen)

Stellen Sie sich mit dem rechten oder dem linken Fuß auf eine gerade Fläche. Stützen Sie die Hände in die Hüften. Nun winkeln Sie das andere Bein an und stellen den Fuß gegen das Knie des Standbeines.

Diese Übung sollten Sie unabhängig von Alter und Geschlecht vom Heben des Beines an mindestens für eine Dauer von 30 Sekunden aushalten können.

Tägliches Training ist wichtig

Wenn Sie Ihre Ergebnisse mit den Soll-Werten vergleichen, sehen Sie sofort, in welchen Bereichen Training nötig ist. Raffen Sie sich also jeden Tag einmal auf, und trainieren Sie vor allem die Übungen, bei denen es am meisten hapert. Wenn Sie außerdem öfter zum Schwimmen gehen, viel wandern und möglichst oft mit dem Rad statt mit dem Auto fahren oder zu Fuß gehen, macht Sie das nicht nur fit. Durch ausreichende und richtige Bewegung werden Ihre Muskeln kompakter, wird Ihre Haltung straffer, werden die Proportionen wieder zurechtgerückt. Auch wenn Sie kein einziges Pfund abnehmen sollten, Ihre Figur verbessert sich auf jeden Fall.

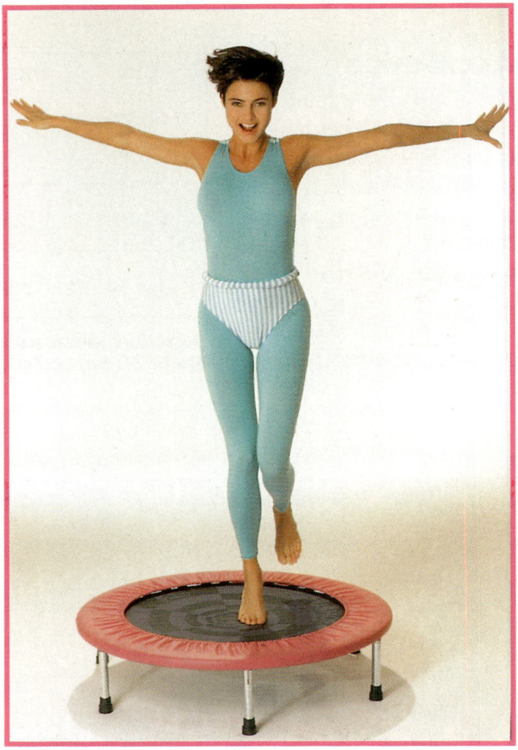

FOTO: CHRISTINE WESTPHAL

Tolles neues Turngerät

Auf einem medizinischen Trampolin (TÜV-geprüft) können Sie sich zu Hause fit halten. Wenn Sie darauf gehen, laufen oder hüpfen, wird Ihr Körper – anders als auf festem Boden – federnd aufgefangen. Dieser sogenannte Rebound-Effekt (Rückprallwirkung) massiert und trainiert durch den Druckwechsel jede einzelne Körperzelle. Er regt Herz, Kreislauf, Verdauungsorgane und Stoffwechsel an, baut überflüssiges Fett ab, bring Lymphstaus zum Verschwinden und hält die Muskeln straff. Das Tempo bestimmen Sie jeweils selbst. Bei einem Durchmesser von 1 Meter und einer Höhe von 25 Zentimeter reichen 2,40 Meter Raumhöhe. Es gibt das Trampolin auch mit einem Haltegriff.

Bewegung hält jung

Von richtiger und regelmäßiger Bewegung profitiert der ganze Organismus. Die kräftige Durchblutung der Organe und Muskeln, die dadurch in Gang kommt, sorgt für verstärkte Sauerstoffzufuhr. Und das beugt einem frühen Alterungsprozeß vor.

2. Test

Denken Sie an Ihr Gedächtnis

Konzentration ist Übungssache. So bleiben Sie gut im Training

Sport macht klug!

Wußten Sie eigentlich, daß Ihr Geist viel besser arbeitet, wenn Sie körperlich aktiv sind? Treten Sie zum Beispiel beim Fahrradfahren kräftig in die Pedale, dann ist auch Ihr Gehirn so gut durchblutet, daß es um 20 Prozent mehr Informationen verarbeiten kann, als wenn Sie ruhig auf einer Parkbank säßen und in der Sonne dösten. Vor allem aber braucht der »Computer« in Ihrem Kopf die richtige Mischung aus Anregung und Entspannung, damit er nicht einrostet, aber auch mal total abschaltet und neue Kräfte sammelt.

Quadrate mit kleinen Fehlern

Wenn Kopf und Körper nicht richtig gefordert werden, dämmert die Denkzentrale quasi vor sich hin. Konzentrationsmangel ist die häufigste Folge, unter der Kinder und Erwachsene gleichermaßen leiden. Dagegen helfen Übungen wie diese (aus: »Konzentrations-Training«, Lentz Verlag): Die oberen Quadrate tragen einen bestimmten Buchstaben. In den vier Reihen darunter tauchen die Quadrate wieder auf – nur manchmal mit falschem Buchstaben. Finden Sie die schnell heraus, und kreuzen Sie sie an (Auflösung unten).

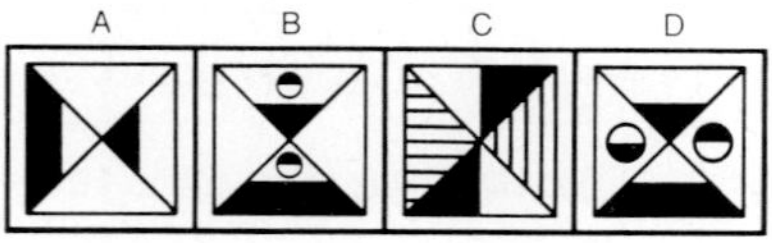

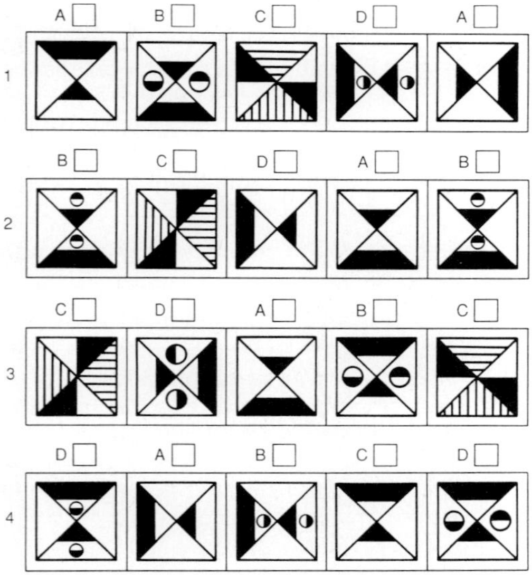

Auflösung: 1. Reihe: Feld 2 und 4; 2. Reihe: Feld 3; 3. Reihe: Feld 4; 4. Reihe: Feld 1 und 4.

Sind Ihre kleinen grauen Zellen munter?

Fällt Ihnen auch manchmal ein Name nicht ein, oder durchfährt Sie fern von zu Haus plötzlich ein Schreck: Hab' ich eigentlich das Bügeleisen abgestellt?
Solche Vergeßlichkeiten kennt wohl jeder. Besonders stark aber leiden Menschen darunter, deren Leben ruhig und ereignisarm verläuft. Denn die Ursache für zunehmende Gedächtnisschwäche ist in den meisten Fällen geistige Unterforderung! Und damit geht es schon in jungen Jahren los – erst unmerklich, allmählich auffälliger, und eines Tages wird's dann offensichtlich. Das Gedächtnis ist wie ein Sieb! Lassen Sie es nicht soweit kommen, beugen Sie beizeiten vor! Mit diesem Test (von der Gesellschaft für Gehirntraining e. V.) können Sie erkennen, wie's um Ihre kleinen grauen Gehirnzellen steht – ob Sie ihnen mehr Ruhe gönnen oder eher ein paar harte Nüsse zu knacken geben sollten.

Bei der Beantwortung dieser Fragen sollten Sie zu Ihrem eigenen Wohl sehr aufrichtig mit sich sein! Geben Sie sich für jedes angekreuzte Ja einen Punkt. Dann zählen Sie die Punkte zusammen und suchen sich Ihre Kategorie in der Auswertung auf der nächsten Seite.

Ich bin in den letzten Jahren viel ruhiger geworden	○ ja	○ nein
Früher habe ich mich für mehr interessiert als heute	○ nein	○ ja
Meine Mitmenschen sind oft langweilig	○ nein	○ ja
Aufgrund einer Erkrankung kann ich mich nicht so umherbewegen, wie ich möchte	○ ja	○ nein
In meiner Umgebung ist meist wenig Licht und Farbe	○ nein	○ ja
Man kann schon sagen, daß ich viel fernsehe	○ nein	○ ja
Ich langweile mich manchmal	○ ja	○ nein
Ich habe oft Mühe, meinen Tätigkeiten nachzugehen	○ nein	○ ja
Ich spreche selten mit anderen	○ ja	○ nein
An vielen Tagen döse ich oft längere Zeit	○ nein	○ ja
Um mich herum ist es oft still	○ nein	○ ja
Früher habe ich mich mehr bewegt als heute	○ ja	○ nein
Ich komme meist nur langsam in Schwung	○ ja	○ nein
Leider habe ich meist weniger zu tun, als ich es gern möchte	○ nein	○ ja

Auswertung

0–2 PUNKTE: Sie sind genügend gefordert, Ihr Alltag lastet Sie aus. Achten Sie auf ausreichende Entspannung!

3–7 PUNKTE: Es besteht die Gefahr eines allmählichen geistigen Abbaus. Sie sollten Ihren Alltag lebendiger gestalten, körperlich und geistig aktiver sein. Oder machen Sie Gehirn-Jogging; dadurch bekommen Sie gleichzeitig mehr Schwung.

8–11 PUNKTE: Sie sind geistig unterfordert, und Ihre Leistungsfähigkeit ist bereits in Mitleidenschaft gezogen. Sie sollten täglich gleich nach dem Aufstehen (möglichst auch noch einmal am Nachmittag) Ihren Geist mit Gehirn-Jogging aktivieren.

12–14 PUNKTE: Sie müssen dringend Ihrem geistigen Abbau entgegenarbeiten. Zusätzlich zum regelmäßigen Gehirn-Jogging morgens und nachmittags sollten Sie einen Psychologen oder Arzt zu Rate ziehen.

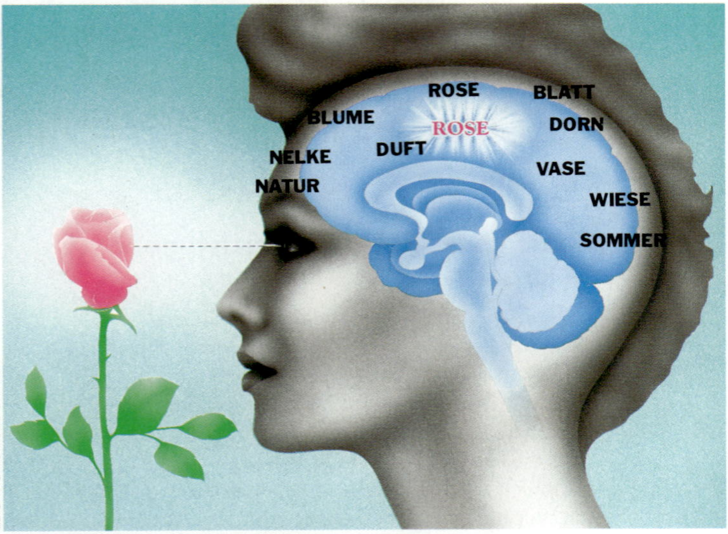

ZEICHNUNG: AXEL CAMICI

Blitzschnell sucht das Gedächtnis nach dem richtigen Begriff. Bei mangelndem Training macht es leicht Fehler

So funktioniert Gehirn-Jogging

Inaktivität, Monotonie und Einsamkeit sind die schlimmsten Feinde geistiger Regheit. Dabei baut jeder geistig ganz schnell ab – selbst junge Menschen schon!
Bleiben Sie also neugierig und interessiert, pflegen Sie Kontakte zu anderen Menschen – und machen Sie Gehirn-Jogging. Hier unten finden Sie zwei Beispiele.
Mit solch gezieltem Training können Sie Ihren Geist ebenso fit halten wie Ihren Körper mit Sport. Aus diesem Programm gibt es Übungen, mit denen junge und alte Menschen ihre Konzentration, Merkfähigkeit und Denkschnelligkeit verbessern können. Ausführliches Material bekommen Sie bei der Gesellschaft für Gehirntraining e. V., Postfach 14 20, 8017 Ebersberg.

Prägen Sie sich diese Silben 10 Sekunden lang ein: BIL KOR ZAM VES. **Decken Sie jetzt diesen oberen Teil mit der Hand ab.**
Nun ziehen Sie im Kopf von 51 immer 3 ab, bis Sie auf Null sind. Dann streichen Sie unten die Silben durch, die Sie sich eingeprägt hatten: TUK KOR TIB LIB VES SEC MAZ RIK BIL HOR ZAM TID POR. **Überprüfen Sie die Richtigkeit.**

Streichen Sie in diesen Zahlenkolonnen nach dem über jeder Reihe angegebenen Muster gleiche Ziffern rasch durch

0–0	0/0	0\0	0–0–0	0\0/0
5 4	2 9	0 2	3 5 8	8 5 9
0 0	2 7	6 0	1 7 3	2 8 2
2 6	7 1	8 6	5 7 1	6 9 1
5 5	8 2	5 0	4 4 4	7 4 7
0 1	2 3	8 5	1 1 1	6 7 1
6 6	4 1	5 8	0 5 8	0 5 0

Behalten Sie Ihre Augen im Blick

Gute Sicht gibt Sicherheit – nicht bloß beim Autofahren

Hat Ihre Welt die richtige Farbe?

Wer Farben nicht einwandfrei sieht, lebt gefährlich. Das trifft auf acht Prozent aller Männer und 0,4 Prozent aller Frauen zu, die an einer angeborenen Farbsinnstörung leiden. Autofahrer, die Rot oder Grün nicht richtig wahrnehmen, sind sehr viel häufiger als Normalsichtige an Abbiege- und Auffahrunfällen beteiligt, weil sie Ampelfarben und Bremslichter nicht so gut erkennen können. Ändern läßt sich der Sehfehler nicht; aber wer weiß, daß er darunter leidet, kann sich vorsehen. Darum dieser Test*): **Erkennen Sie, welche grüne Ziffer sich in den roten Punkten verbirgt?** (Auflösung unten)

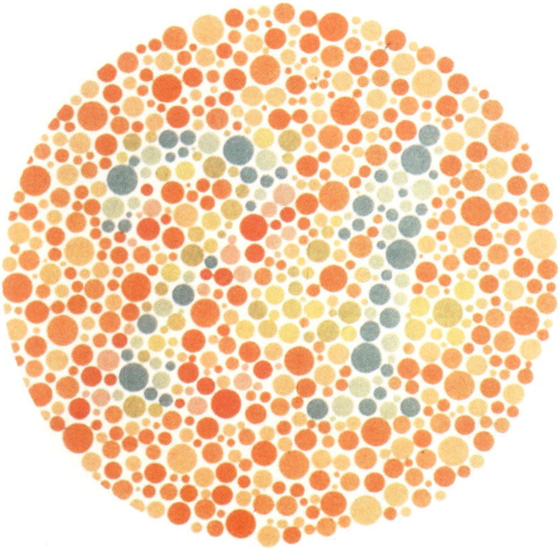

Auflösung: 74 ist die richtige Zahl. Farbblinde lesen 21 oder sehen gar nichts.

*) Aus: Dr. P. Breitschmidt, »Für besseres Sehen«, Hallwag Verlag

Wichtig im Straßenverkehr

Folgen Sie doch mal in 25 Meter Entfernung (natürlich können Sie das nur schätzen) einem anderen Auto, und versuchen Sie, das Nummernschild zu lesen.

Wenn Sie die Buchstaben und Ziffern nicht erkennen können, Vorsicht! Sie gefährden sich und andere im Straßenverkehr. Es wird höchste Zeit für eine (vielleicht andere) Brille.

Übrigens: Wenn Sie sich beim Fahren in der Dämmerung oder nachts geblendet und angestrengt fühlen, lassen Sie Ihre Augen untersuchen. Es könnte sein, daß Sie eine Nachtkurzsichtigkeit haben (Nachtmyopie), selbst wenn Sie am Tag sehr gut sehen können. Eine entsprechende Brille kann die Störung ausgleichen. Natürlich müssen Sie trotzdem vorsichtig fahren.*)

*) Quelle: Kuratorium Gutes Sehen

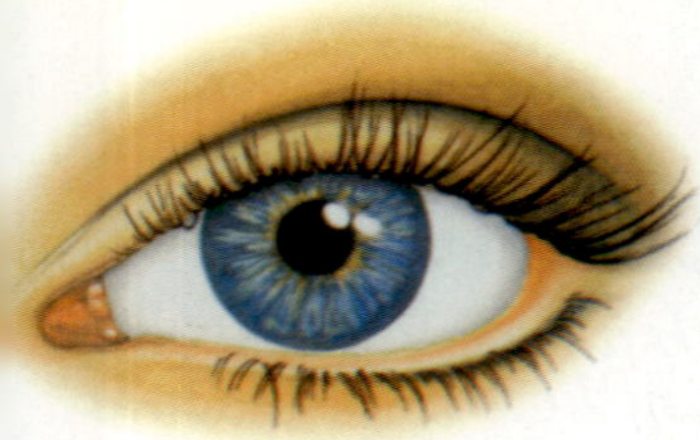

Nur wer gut sehen kann, hat den richtigen Durchblick. Eine Brille oder Kontaktlinsen können oft Wunder wirken

Blicken Sie richtig durch?

Mit diesem Test können Sie selbst überprüfen, wie scharf Sie sehen. Alle Ringe haben je eine Öffnung, die – vergleichbar dem Zeiger auf einer Uhr – eine bestimmte Zeit angibt.
Hier ein paar Beispiele:
C = 3 Uhr, O = 6 Uhr,
O = 1 Uhr
Hängen Sie nun diese Seite in vier Meter Entfernung an eine Wand (Brillenträger setzen ihre Brille auf). Lesen Sie nun ab, wie spät es ist! Je kleiner das Zeichen, dessen »Uhrzeit« Sie erkennen, um so besser. Dort finden Sie auch Ihr Ergebnis. Sie erfahren, ob Sie ausreichend scharf sehen oder eine (andere) Brille brauchen. Richten Sie sich unbedingt nach den Empfehlungen! Dieser Test sagt aber nur etwas über Ihre Sehschärfe aus. Selbst wenn Sie gut abschneiden, sollten Sie regelmäßig zum Augenarzt gehen! Es gibt Krankheiten, die sich ganz unbemerkt entwickeln und – wenn sie nicht rechtzeitig behandelt werden – zu bleibenden Sehschäden, wenn nicht gar Blindheit führen.

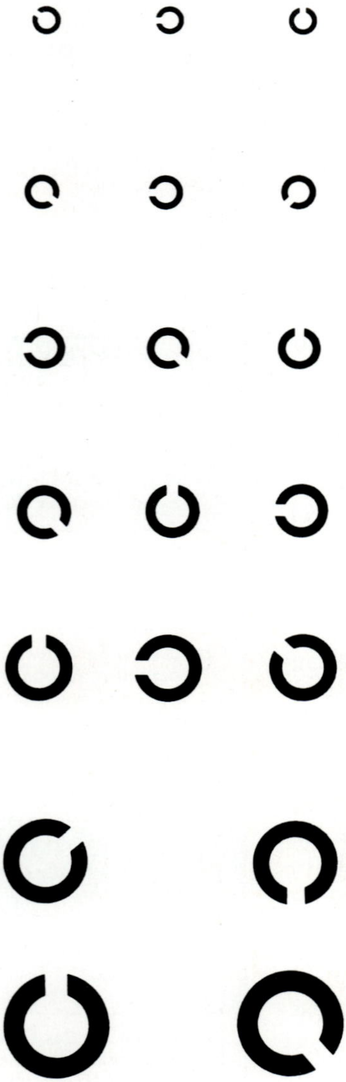

Seien Sie froh, Ihre Sehschärfe ist überdurchschnittlich gut.

Erkennen Sie diese Ringe klar, sehen Sie gut.

Können Sie hier die »Uhrzeit« richtig angeben, sehen Sie normal.

Vorsicht! Sie sind an der Grenze zum sicheren Autofahren! Machen Sie einen Sehtest beim Augenarzt oder Optiker.

Ihre Sehschärfe liegt bereits unter dem Durchschnitt. Lassen Sie Ihre Augen untersuchen. Der Arzt wird zur (anderen) Brille raten.

Sie sehen schlecht. Besonders beim Autofahren wird das zur Gefahr. Setzen Sie sich erst wieder ans Steuer, wenn Sie die richtige Sehhilfe haben.

Sie sehen sehr schlecht! Gehen Sie unbedingt sofort zum Augenarzt!

*) Quelle: Verwaltungs-Berufsgenossenschaft

4. Test

Schenken Sie Ihren Ohren Gehör

Immer mehr – auch junge – Menschen haben Verständigungsprobleme

Schwerhörigkeit greift rapide um sich - vor allem unter jungen Leuten! Schon zehn bis 15 Prozent aller Schüler und Berufsanfänger leiden an schweren Hörverlusten. Schuld daran ist vor allem zu laute Musik. Zum Beispiel trifft die Phondusche aus dem Kopfhörer oft mit einer Lautstärke von 100 bis 110 Dezibel aufs sensible Innennohr. Selbst ein Preßlufthammer dröhnt höchstens mit 100 Dezibel.

Wie steht's mit Ihrem Gehör? Wenn Sie nicht immer alles mitkriegen, was in Ihrer Umgebung passiert, kann das an Ihrem Gehör liegen. Wie gut es ist, sagt Ihnen der Test rechts. Beantworten Sie wahrheitsgemäß die zehn Fragen, und notieren Sie die erreichte Punktzahl in der Tabelle auf Seite 13. Aber vor allem: Berücksichtigen Sie, was Medizinexperten zu Ihrem Ergebnis sagen.

Quelle: Fördergemeinschaft Gutes Hören

So testen Sie Ihre Hörfähigkeit

Vielen ist gar nicht klar, daß sie ihren Ohren nicht trauen können. Hier erfahren Sie, wie's mit Ihren steht

1	Hören Sie das Ticken einer Uhr?	0 ja	2 nein	
2	Überhören Sie gelegentlich den Wecker?	4 ja	0 nein	
3	Haben Sie Schwierigkeiten, beim Telefonieren alles zu verstehen?	4 ja	0 nein	3 manchmal
4	Finden Ihre Angehörigen, daß Sie den Fernseher zu laut einstellen?	6 ja	0 nein	3 manchmal
5	Haben Sie schon mal ein herannahendes Auto erst im letzten Moment bemerkt?	4 ja	0 nein	
6	Haben Sie Schwierigkeiten, zu folgen, wenn mehrere Personen reden?	6 ja	0 nein	3 manchmal
7	Hören Sie gut im Theater und bei Vorträgen?	0 ja	6 nein	3 nur auf vorderen Plätzen
8	Können Sie Geflüstertes aus zwei Meter Entfernung verstehen?	0 ja	3 nein	
9	Überhören Sie Ihre Türglocke?	4 ja	0 nein	2 manchmal
10	Haben Sie das Gefühl, daß die meisten Leute undeutlich sprechen?	6 ja	0 nein	3 manchmal

Auswertung

Frage 1		Punkte
Frage 2		Punkte
Frage 3		Punkte
Frage 4		Punkte
Frage 5		Punkte
Frage 6		Punkte
Frage 7		Punkte
Frage 8		Punkte
Frage 9		Punkte
Frage 10		Punkte
Zusammen		Punkte

0 Punkte:
Herzlichen Glückwunsch, Sie haben ein sehr gutes Gehör.

2–5 Punkte:
Sie können mit Ihrem Gehör zufrieden sein, wenn es auch nicht ganz hundertprozentig ist.

6–13 Punkte:
Ihr Gehör ist beeinträchtigt. Auch wenn es Sie noch nicht allzusehr stört, sollten Sie einen Hörtest beim HNO-Arzt oder Hörgeräte-Akustiker (kostenlos) machen.

14–28 Punkte:
Sie haben bereits einen mittleren Hörverlust und sollten unbedingt zum HNO-Arzt gehen.

über 28 Punkte:
Ihr Hörvermögen ist stark beeinträchtigt. Besprechen Sie mit Ihrem Arzt, welche Hilfen es gibt.

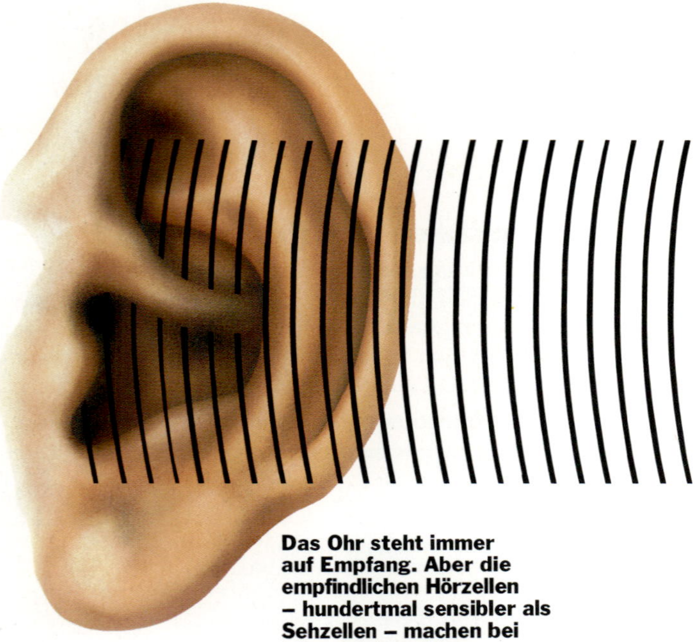

Das Ohr steht immer auf Empfang. Aber die empfindlichen Hörzellen – hundertmal sensibler als Sehzellen – machen bei Lärm leicht schlapp

ZEICHNUNG: HOLGER EVERLING

Achtung, Musik

Wußten Sie schon, daß jeder sechste Deutsche Hörprobleme hat und Töne nicht klar unterscheiden kann? Am Telefon erfahren Sie, wie präzise Sie Feinheiten erkennen. Wählen Sie eine dieser Nummern

0 40/2 80 12 05 (Hamburg)
0 69/63 70 46 (Frankfurt)
0 91 29/10 37 (Wendelstein b. Nürnberg)

Sie hören dann Musikinstrumente. Können Sie alle identifizieren, ist Ihr Gehör gut. Wenn nicht, sollten Sie einen ausführlichen Hörtest beim HNO-Arzt oder Hörgeräte-Akustiker machen. Auf jeden Fall können Sie Ihr Testergebnis per Postkarte an die Fördergemeinschaft Gutes Hören schicken – und eine Langspielplatte gewinnen! Die Adresse erfahren Sie am Telefon.

5. Test

Überprüfen Sie Ihren Speiseplan

Nur wer das Richtige ißt und trinkt, bleibt obenauf

Ernähren Sie sich gesund?

Der Göttinger Ernährungspsychologe Professor Dr. Volker Pudel* hat für JOURNAL FÜR DIE FRAU einen Fragenkatalog entwickelt. Testen Sie damit Ihre Ernährungsgewohnheiten, indem Sie jede Frage spontan und ehrlich beantworten. Kreuzen Sie jeweils »stimmt« oder »stimmt nicht« an.

Ernährungsgewohnheiten	stimmt	X	stimmt nicht	X
Ich esse mindestens einmal in der Woche Fisch	●		◆ ⬬	
Ich esse hauptsächlich Vollkornbrot und Vollkornprodukte	●		◆ ■	
Ich esse regelmäßig Kuchen	▲ ◆ ■ ▬		●	
Ich esse fast täglich fettarme Milch und Milchprodukte	●		⬬ ◆ ▮	
Ich esse häufig fetten Käse	▲ ▬		●	
Ich bevorzuge fettarme, magere Lebensmittel	●		▲ ▬	
Ich esse regelmäßig Gemüse und Salat	●		◆ ■ ▮	
Ich esse regelmäßig Obst	●		◆ ■ ▮	
Ich esse viele Süßigkeiten	▲ ◆ ⬬ ■ ▬		●	
Ich nehme täglich mindestens 1½ bis 2 Liter Flüssigkeit zu mir	●		▮	
Ich esse täglich Fleisch oder Wurstwaren	▲ ▬		●	
Ich trinke häufig Alkohol	▬ ◆		●	

*Mitglied des Iglo-Forums, Expertenkreis für gesunde Ernährung und Lebensweise

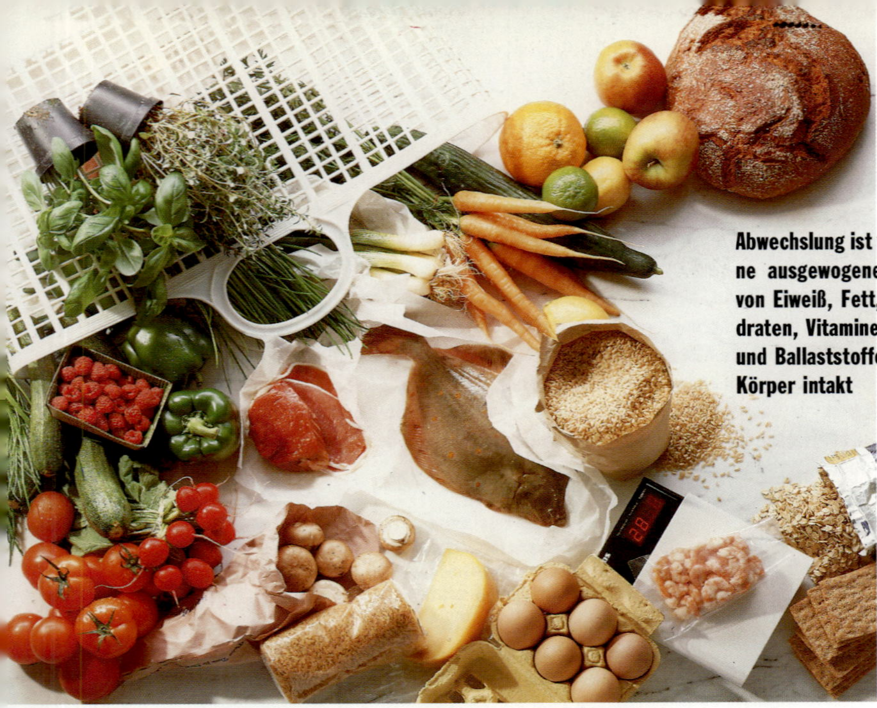

Abwechslung ist wichtig. Eine ausgewogene Mischung von Eiweiß, Fett, Kohlenhydraten, Vitaminen, Mineral- und Ballaststoffen hält den Körper intakt

FOTO: SCHMIDT

Zahl der Symbole

Tragen Sie bitte ein, wie oft die Symbole auf Sie zutreffen

●	=	mal
▲	=	mal
▬	=	mal
◆	=	mal
⬬	=	mal
■	=	mal
▮	=	mal

● Hier die Ergebnisse: Zwölf Kreise

Fabelhaft – mit Ihrer Ernährung sieht es gut aus. Sie essen gesund und ausgewogen. Ihre Vitamin- und Mineralstoffversorgung stimmt. Achten Sie auch weiterhin auf einen abwechslungsreichen Speiseplan.

● Sechs bis zwölf Kreise

Sie sind auf dem richtigen Weg. Trotzdem: Einige Ernährungsgewohnheiten sollten Sie Ihrer Gesundheit zuliebe ändern. Überprüfen Sie die Auswahl Ihrer Lebensmittel mit Hilfe unserer Empfehlungen auf Seite 23. Achten Sie auf eine ausreichende Zufuhr von Vitaminen und Mineralstoffen. Wenn Sie die anderen Symbole auswerten, erfahren Sie, in welchem Bereich Sie Ihre Ernährung noch verbessern können.

● Fünf und weniger Kreise

Achtung: Sie sollten Ihre Ernährung gründlich überdenken. In einer ausgewogenen Nahrung müssen dem Kalorienbedarf entsprechend genügend Eiweiß, Fett und Kohlenhydrate im richtigen Verhältnis enthalten sein. Es muß aber auch auf eine ausreichende Vitamin- und Mineralstoff- und vor allem Ballaststoffversorgung geachtet werden. Anhaltspunkte, auf welchem Gebiet Sie Ihre Ernährung verbessern können, gibt Ihnen die Auswertung der weiteren Symbole.

Auswertung der anderen sechs Symbole

Die Symbole zeigen Ihnen, auf welchem Gebiet Ihre Ernährung zu wünschen übrigläßt. Je öfter Sie die einzelnen Zeichen angekreuzt haben, desto bewußter sollten Sie künftig diese Mängel in Ihrem Speiseplan ausgleichen.

▲ steht für zuviel Fett

Wenn Sie viele Dreiecke zusammengezählt haben, bevorzugen Sie sicherlich fette Käsesorten, Fleisch- und Wurstwaren, fette Milch und Milchprodukte sowie Süßigkeiten. Hier sollten Sie aufpassen, denn Fett hat einen hohen Kalorienwert und ein Zuviel führt schnell zu Übergewicht. In Verbindung mit tierischen Fetten nehmen Sie außerdem viel Cholesterin zu sich. Und ein hoher Cholesterinspiegel bedeutet ein Herzinfarktrisiko. Achten Sie also auf den Fettgehalt der Lebensmittel, der zumindest bei verpackter Ware angegeben ist. Verwenden Sie möglichst oft Pflanzenfette mit einem hohen Gehalt an mehrfach ungesättigten Fettsäuren (zum Beispiel Linolsäure).

▬ steht für zu viele Kalorien

Haben Sie sehr viele Rechtecke erzielt, lieben Sie wahrscheinlich Süßes, essen gern fetthaltige Nahrungsmittel und naschen öfter, obwohl Sie gar keinen Hunger haben. Die Folge sind Gewichtsprobleme, wenn nicht sogar Übergewicht. Versuchen Sie, mehr Obst und Gemüse zu essen. Sie sind nicht so kalorienreich und enthalten viele Vitamine und Mineralstoffe. Essen Sie vor allem nur, wenn Sie wirklich Hunger haben, und verkneifen Sie sich eine zeitlang Süßigkeiten. So werden Sie am ehesten überflüssige Pfunde los.

◆ steht für zuwenig Vitamine und Mineralstoffe

Sie sollten darauf achten, daß Ihre Nahrung mehr Vitamine und Mineralstoffe enthält. Essen Sie täglich Obst, mindestens 200 Gramm Gemüse und Salat. Vollkornprodukte enthalten mehr Vitamine als Weißmehlprodukte, essen Sie statt Toast lieber Vollkornbrot. Der Mensch braucht Vitamine und Mineralstoffe für den Stoffwechsel und viele andere Körperfunktionen. Auch Ihre Haut, Ihre Haare und Fingernägel benötigen diese Substanzen, um kräftig und gesund zu bleiben. Wenn Sie ausreichend Vitamine und Mineralstoffe zu sich nehmen, steigert das Ihr gesamtes Wohlbefinden.

● steht für Eiweiß

Ein Eiweißmangel liegt bei Ihnen sicher nicht vor, denn in Deutschland wird im Schnitt mehr Eiweiß verzehrt als der Körper benötigt. Sie sollten jedoch bei der Auswahl Ihrer Lebensmittel darauf achten, daß Sie hochwertiges Eiweiß zu sich nehmen. Das heißt Eiweiß, das der Körper gut aufnehmen und in körpereigenes umbauen kann. Fischeiweiß ist zum Beispiel leicht verdaulich und in seiner Zusammensetzung ideal. Puten- und Hähnchenfleisch hat ebenfalls einen hohen Gehalt an wertvollem Eiweiß. Auch fettarme Milch und Milchprodukte sind zu empfehlen. Kartoffeln liefern außer Kohlenhydraten, Vitaminen und Mineralstoffen hochwertiges pflanzliches Eiweiß.

■ steht für zuwenig Ballaststoffe

Das sind für unsere Verdauung wichtige Nahrungsbestandteile – Pflanzenfasern, die der Körper nicht verdauen kann. Die Ballaststoffe regen die Darmtätigkeit an und helfen bei Verstopfung. Sie beugen sogar Magen- und Darmkrebs vor und senken den Cholesterinspiegel. Neben reiner Kleie, die nicht jedermanns Sache ist, enthalten vor allem Vollkornprodukte, aber auch viele Obst- und Gemüsesorten Ballaststoffe.

▮ steht für zuwenig Flüssigkeit

Der Körper benötigt täglich etwa 1½ bis 2 Liter Flüssigkeit. Außer durch Mineralwasser, kalorienarme Getränke, Obstsäfte und Früchtetees nehmen Sie auch durch Lebensmittel Flüssigkeit auf. Hier sind vor allem Obst und Gemüse sowie fettarme Milchprodukte zu nennen. Vorsicht ist bei alkoholischen Getränken geboten. Sie können sehr kalorienreich sein.

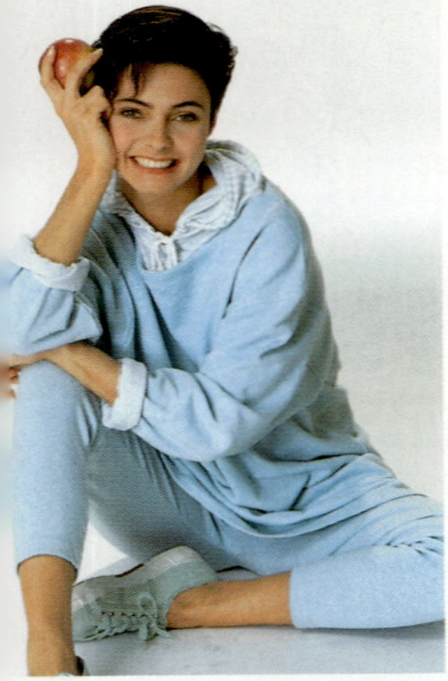

Essen Sie täglich Obst. Dadurch versorgen Sie Ihren Organismus mit Vitaminen, Mineral- und Ballaststoffen – und es geht Ihnen gut

Auf Vielseitigkeit kommt es an

Die richtige Auswahl und Zusammenstellung der Nahrungsmittel hat einen großen Einfluß auf unser Wohlbefinden, unsere Leistungsfähigkeit und hilft, den ernährungsbedingten Krankheiten vorzubeugen. Dabei ist es heutzutage nicht schwer, sich während des ganzen Jahres gesund zu ernähren. Mangel an frischem Obst, Gemüse und Kräutern gibt es im Winter längst nicht mehr. Auch tiefgefroren sind sie als absolut erntefrisch einzustufen. Aufgrund ihrer Herkunft und ihrer Eigenschaften lassen sich unsere Lebensmittel in sieben Gruppen einteilen. Wenn Sie sich aus jeder Gruppe täglich einige Lebensmittel aussuchen, haben Sie bereits den ersten Schritt hin zu einer vielseitigen, ausgewogenen und vollwertigen Ernährung getan. Die folgenden Beispiele sollen Ihnen helfen, Ihren Speiseplan optimal zu gestalten:

Die sieben Lebensmittelgruppen

1. Gruppe
Getreide, Getreideprodukte, Kartoffeln

- Täglich 200–350 g Brot (möglichst Vollkornbrot)
- 1 Portion Reis oder Nudeln (roh 75–90 g = gekocht 200–250 g) oder 1 Portion Kartoffeln (250–300 g = 4–5 mittelgroße)

2. Gruppe
Gemüse und Hülsenfrüchte

- Täglich mindestens eine Portion Gemüse (ca. 200 g) und eine Portion Salat (75 g)
- Öfter Gerichte aus getrockneten Erbsen, Bohnen oder Linsen
- Viele Kräuter zum Würzen

3. Gruppe
Obst

- Täglich mindestens 1–2 Stück Obst (ca. 150 g), zum Beispiel Bananen, Äpfel, Apfelsinen, Pfirsiche, Pflaumen oder Beerenobst

4. Gruppe
Getränke

- Täglich mindestens 1½–2 Liter Flüssigkeit, zum Beispiel Mineralwasser, Obstsäfte, Gemüsesäfte, Früchtetee

5. Gruppe
Milch und Milchprodukte

- Täglich ¼ Liter fettarme Milch, 1 Becher Joghurt, 1 Scheibe Käse

6. Gruppe
Fisch, Fleisch, Wurst und Eier

- Wöchentlich 1–2 Portionen Seefisch (à ca. 150 g)
- Höchstens 2–3mal pro Woche Fleisch (à ca. 125 g), möglichst oft in Form von Pute oder Hähnchen
- 1 Portion magere Wurst (ca. 50 g)
- Wöchentlich nicht mehr als drei Eier

7. Gruppe
Fette (Butter, Margarine, Öl)

- Täglich höchstens 40 g Streich- oder Brat- und Backfett (zum Beispiel 2 Eßlöffel Butter oder Margarine und 1 Eßlöffel hochwertiges Pflanzenöl).

6. Test

Betreiben Sie Früherkennung

Vorsorge ist lebenswichtig. Also keinen Termin vergessen

Behalten Sie Ihre Haut unter Kontrolle?

Veränderungen von Leberflecken, Sommersprossen und anderen auffälligen Malen können Anzeichen einer bösartigen Hauterkrankung sein. Kontrollieren Sie Ihre Haut deshalb regelmäßig einmal im Monat vor dem Spiegel, und gehen Sie bei jeder Abweichung vom gewohnten Bild bitte sofort zum Arzt.

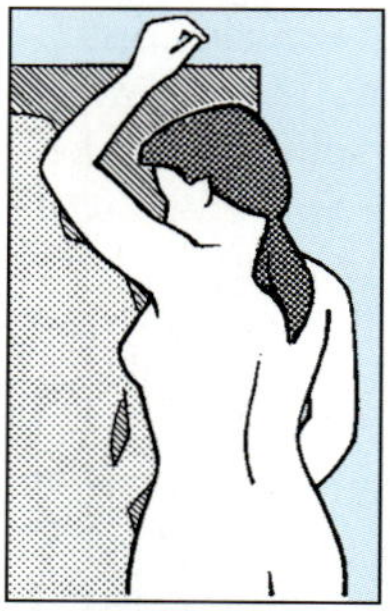

Betrachten Sie vor dem Spiegel, wo Sie Leberflecken haben

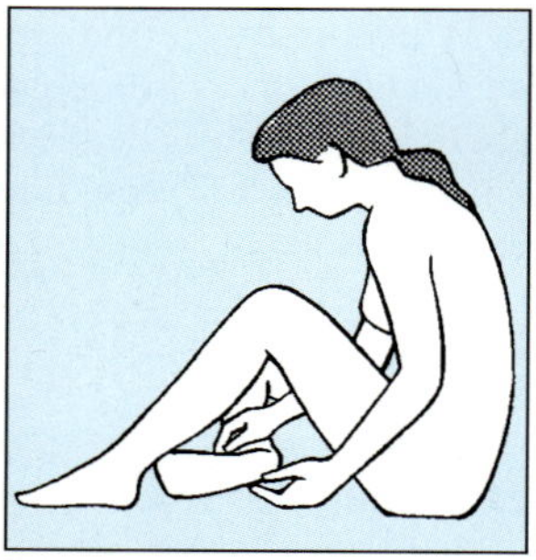

Untersuchen Sie wirklich jede Körperstelle, auch die Fußsohlen und Zehenzwischenräume

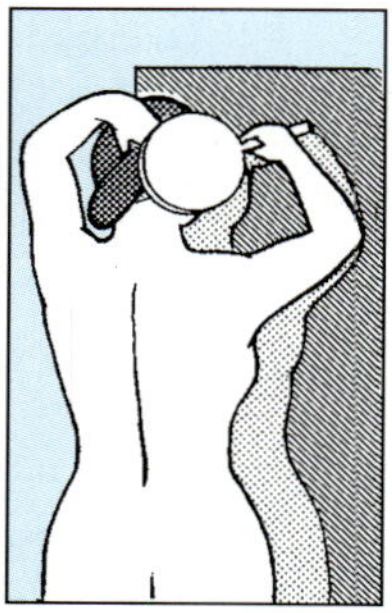

Unter den Haaren und im Nacken können sich Hautmale verstecken

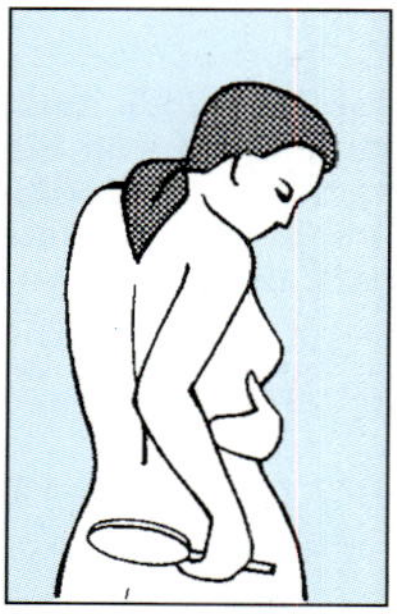

Für die Untersuchung des Rückens nehmen Sie einen Handspiegel

ZEICHNUNGEN: HOLGER EVERLING

Auf diese Anzeichen sollten Sie achten

Je besser Sie Ihren Körper kennen, desto früher können Sie Auffälligkeiten registrieren, die auf eine beginnende Krankheit hindeuten. Achten Sie auf diese Anzeichen, auch wenn sie nur unregelmäßig auftreten. Manche Beschwerden wie Ausfluß oder Juckzeiz im Genitalbereich können Symptome einer sexuell übertragbaren Krankheit sein. Dann muß sich auch Ihr Partner behandeln lassen. Bei folgenden Warnzeichen sollten Sie zum Arzt gehen:

- **Menstruationsbeschwerden wie übermäßige Schmerzen und Abweichungen vom normalen Ablauf der Periode, z. B. unregelmäßige Blutungen**
- **ungewöhnlicher Ausfluß, in Farbe, Geruch oder Konsistenz verändert**
- **unkontrollierter Harnabgang, zum Beispiel beim Niesen**
- **Juckreiz im Genitalbereich**
- **Haut- und Schleimhautreizungen, Rötungen und genitale Warzen**

Die Vorsorgeuntersuchungen zur Früherkennung

Für Frauen ab 20 einmal im Jahr

Gynäkologische Untersuchung	Wann und wie oft?	Welcher Arzt?
Zur Untersuchung von Beckenboden, Beckenorganen und Damm	Jährliche Kontrolle, regelmäßig bei Schwangerschaft und vor Anwendung eines neuen Verhütungsmittels	Hausarzt, Frauenarzt oder gynäkologische Abteilung einer Klinik
Vagina-Untersuchung		
Untersuchung der Scheide, des äußeren Muttermundes, der Gebärmutter und der Eierstöcke	Einmal im Jahr und jeweils vor einer neuen Verhütungsmethode, bei Schwangerschaft und Ausfluß	Frauenarzt
Vagina-Abstrich		
Zur Erkennung von krebsverdächtigen Zellveränderungen	Einmal jährlich und bei Menstruationsstörungen und Zwischenblutungen	Frauenarzt oder zytologische Abteilung einer Klinik
Zervix-Abstrich		
Zur Erkennung von Krebsvorstadien des Gebärmutterhalses	Einmal jährlich und bevor Sie mit der Pilleneinnahme beginnen, bei unregelmäßigen Perioden und Blutungen	Hausarzt, Frauenarzt oder Klinik; eventuell sind weitere Untersuchungen nötig
Brustuntersuchung		
Abtasten auf Knoten und Untersuchung auf verdächtige Veränderungen	Monatl. Selbstuntersuchung, einmal jährlich beim Arzt, bei familiärem Risiko auf ärztliche Empfehlung	Hausarzt, Frauenarzt, eventuell ist Überweisung an Radiologen erforderlich
Mammographie		
Röntgenologische Untersuchung auf Knoten, die noch nicht tastbar sind	Wenn Sie zu einer Risikogruppe gehören oder nahe Verwandte Brustkrebs hatten, alle sechs Monate	Frauenarzt, Radiologe

7. Test

Kontrollieren Sie Ihre Brust

Einmal im Monat Selbstvorsorge – wichtig für Ihre Gesundheit

Theoretisch schwebt jede Frau in Gefahr, irgendwann an Brustkrebs zu erkranken – jede 15. tut es tatsächlich. Doch es gibt einen Trost: Wird die Geschwulst im Frühstadium entdeckt, läßt sie sich oft schonend operieren, ohne daß die Brust geopfert werden muß.

Darum nehmen Sie unbedingt nicht nur die jährliche (kostenlose) Vorsorgeuntersuchung beim Frauenarzt wahr, sondern kontrollieren Sie sich einmal im Monat selbst! Halten Sie immer einen bestimmten Termin ein (am besten eine Woche nach der Periode), damit Sie krankhafte Veränderungen nicht mit natürlichen, zyklusbedingten verwechseln.

Erschrecken Sie nicht, wenn Ihnen etwas Ungewöhnliches auffällt. Gehen Sie sofort zum Arzt, um den Befund abklären zu lassen, wenn Sie eines dieser Symptome entdecken sollten:

- Veränderungen einer Brust in Form und Größe;
- Knoten, Verhärtungen, Vorwölbungen oder Eindellungen, Schwellungen, Rötungen oder schrumpelige Haut;
- Veränderungen der Brustwarzen oder des Warzenhofs;
- Sekretabsonderungen aus einer Brustwarze;
- vergrößerte Lymphdrüsen in den Achselhöhlen.

Und so sollten Sie sich regelmäßig selbst abtasten:

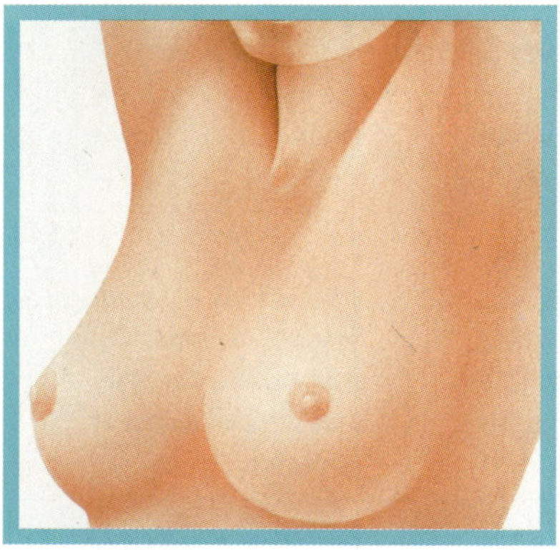

① Stellen Sie sich mit erhobenen Armen vor den Spiegel, und betrachten Sie die Form und Oberfläche Ihrer Brüste und Brustwarzen. Achten Sie sorgfältig auf Veränderungen wie Vorwölbungen, Dellen oder Einziehungen

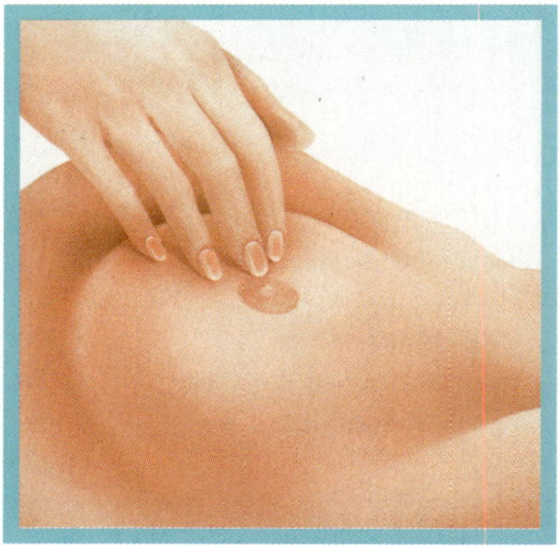

② Jetzt legen Sie sich hin, auf ein Kissen unter den Schultern. Schieben Sie den linken Arm unter den Kopf, und tasten Sie mit der rechten Hand sehr aufmerksam Zentimeter um Zentimeter Ihre linke innere Brusthälfte ab

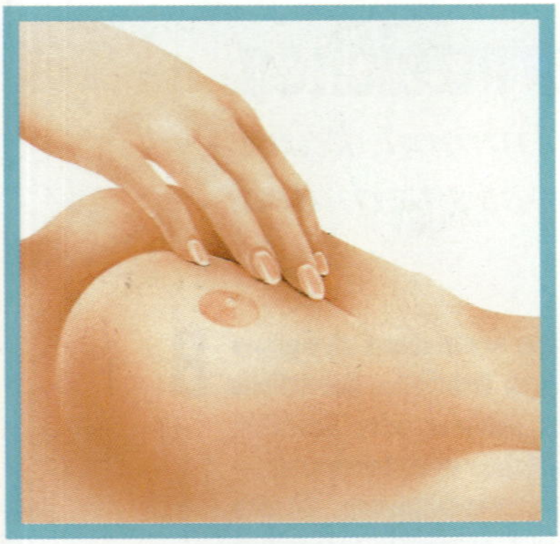

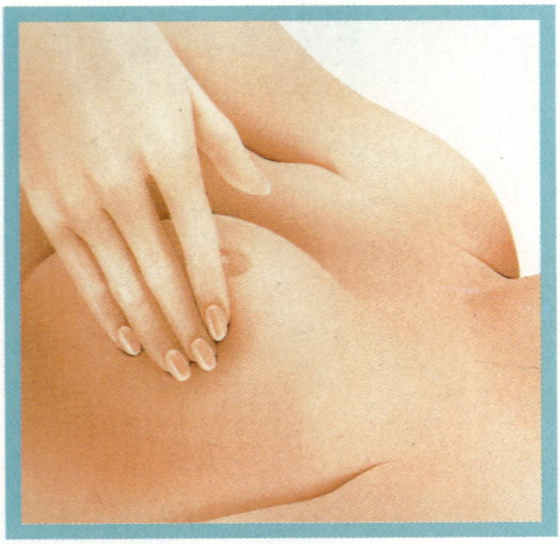

③ **Beginnen Sie oben, und tasten Sie sich in imaginären Linien tiefer – immer von der Brustmitte zum Brustbein. Verschieben Sie dabei kreisförmig die Hautoberfläche, und achten Sie dabei auf innere Verhärtungen**

④ **Legen Sie nun den linken Arm seitlich fest an den Körper, und untersuchen Sie mit den gleichen kreisförmigen Bewegungen der rechten Hand die äußere Seite der Brust – ebenfalls linienförmig von oben nach unten hin**

Die Selbstuntersuchung kann lebensrettend sein! 80 Prozent aller Knoten werden dabei entdeckt

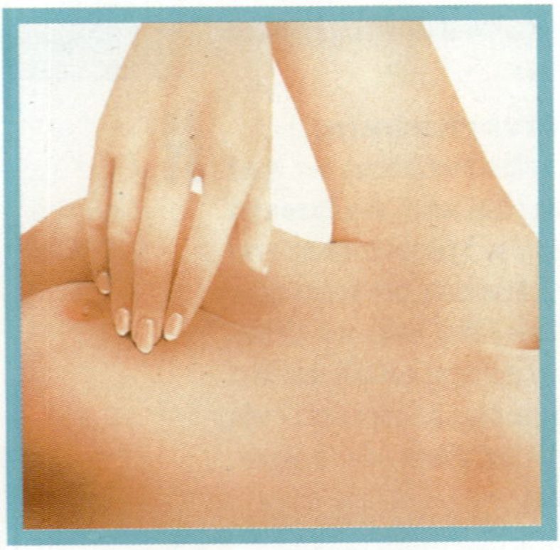

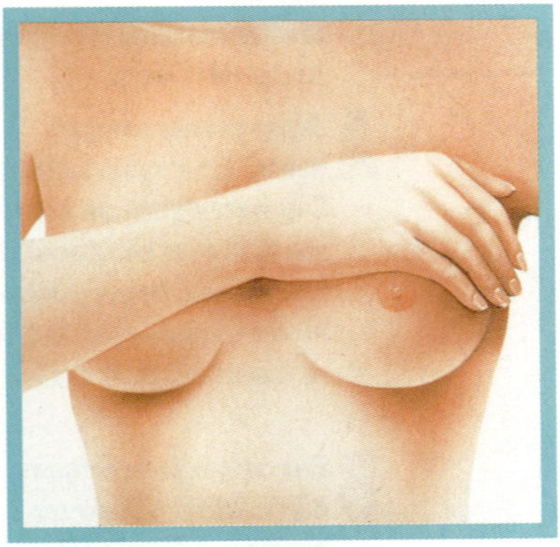

ILLUSTRATIONEN: STEFFI DELFMANN

⑤ **Befühlen Sie sehr sorgfältig den Warzenhof und die Brustwarze. Danach tasten Sie in der gleichen Weise und ebenso genau beobachtend wie für die linke Seite beschrieben, nun Ihre rechte Brust mit der linken Hand ab**

⑥ **Stellen Sie sich jetzt hin, und spreizen Sie einen Arm ab. Tasten Sie die Achselhöhle auf Verhärtungen ab. Das gleiche nun mit dem anderen Arm. Drükken Sie vorsichtig die Brustwarzen, um festzustellen, ob Sekret austritt**

8. Test

Achten Sie auf Alarmzeichen

Wer erste Störungen ernst nimmt, kann oft Schlimmeres verhüten

Kleine Beschwerden und Störungen des Wohlbefindens können erste Anzeichen dafür sein, daß im Körper etwas nicht stimmt. Schlagen Sie die Warnung bitte nicht in den Wind, gehen Sie beizeiten zum Arzt. Überprüfen Sie auch, ob Sie optimal versichert sind (siehe Angebot von Iduna/Nova am Schluß des Buches)

A

Abmagerung

Wenn Sie abnehmen, ohne eine natürliche Erklärung dafür zu haben, sollten Sie zum Arzt gehen. Unbeabsichtigter Gewichtsverlust kann ein Frühzeichen für Stoffwechselerkrankungen und Krebsleiden sein.

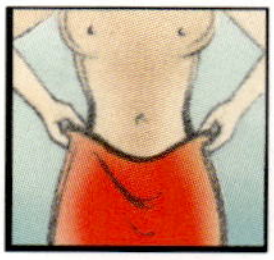

A

Appetitmangel

Neben Ernährungsfehlern und Unterversorgung an Vitamin B_1 und B_2 können Infektionen, Herzkrankheiten, Magen-, Darm- und Nierenerkrankungen und Tumore Appetitlosigkeit auslösen.

B

Bauchschmerzen

Bei unklaren Schmerzen in der Nabelgegend und später im Unterbauch mit Übelkeit, manchmal auch Schüttelfrost und Fieber an eine Blinddarmentzündung denken!

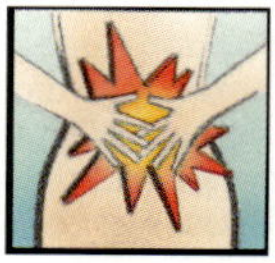

B

Blitze vor den Augen

Plötzliche Lichtreize, bewegliche dunkle Schleier oder Schatten sind Zeichen einer bevorstehenden Netzhautablösung. Zögern Sie nicht, gehen Sie sofort zum Augenarzt!

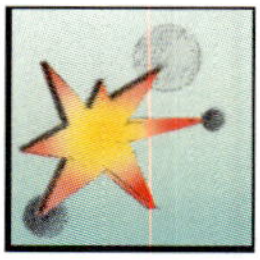

E

Eingerissene Mundwinkel

Trockene, blasse Haut und allgemeine Abgeschlagenheit deuten auf Eisenmangel hin.

H

Haarausfall

Zählen Sie die Haare, die an einem Tag in Ihrer Bürste hängengeblieben sind. Bei mehr als hundert ausgefallenen Haaren pro Tag lassen Sie die Ursache beim Hautarzt oder Internisten abklären.

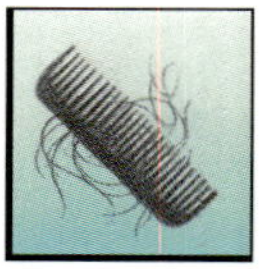

H

Hautverfärbung

Eine gelbe Verfärbung der Haut und des Weißen in den Augen ist immer das Symptom einer ernsten Erkrankung der Leber oder der Galle. Sind Haut und Lippen blaurot gefärbt, enthält das Blut nicht genügend Sauerstoff – ein Hinweis auf Herz- oder Lungenleiden.

H

Hörsturz

Plötzliche Taubheit, Schwindel, Ohrgeräusche können einen Hörsturz bedeuten. Sofort zum Arzt! Nur schnelle Behandlung kann das Gehör retten!

K

Kurzatmigkeit

Testen Sie, wie schnell Sie aus der Puste kommen: Stellen Sie eine Kerze auf die Tischkante, gehen Sie in einem Meter Abstand in die Hocke, und versuchen Sie, die Kerze auszublasen. Gelingt das nicht beim ersten- oder zweitenmal, sollten Sie etwas für Ihre Lungenfunktion tun.

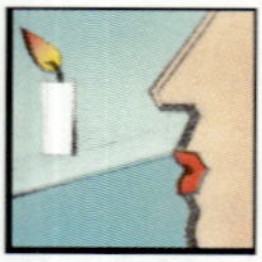

L

Lidzucken

Unwillkürliches Zwinkern oder Zucken eines Augenlides ist häufig ein Zeichen für Magnesiummangel.

M

Mundgeruch

Schlechter Atemgeruch kann von ungenügender Mund- und Zahnhygiene herrühren, aber auch durch ein Magenleiden oder Stoffwechselstörungen wie zum Beispiel Diabetes verursacht werden. Gehen Sie zum Arzt!

N

Nagelveränderungen

Brüchige Nägel sind oft auf Eiweiß- und/oder Eisenmangel in der Ernährung zurückzuführen. Weiße Flecke auf den Nägeln sind ein Zeichen für Zinkmangel. Aufsplitternde, verdickte Nägel sind meist pilzbefallen. Sie sollten, wie auch Entzündungen des Nagelbettes, ärztlich behandelt werden.

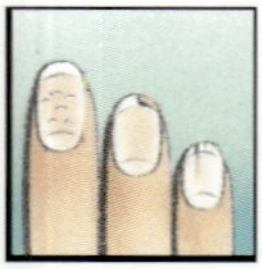

O

Ödeme

Flüssigkeitsansammlungen im Körpergewebe, an den Knöcheln oder im Bauchraum haben ihre Ursache meist in Herz-, Kreislauf-, Leber- oder Nierenerkrankungen.

O

Ohrensausen

Gelegentlich ist eine Verstopfung mit Ohrenschmalz schuld an Ohrgeräuschen. Treten sie aber häufiger und bei gleichzeitigem Schwindelgefühl auf, können sie auch auf Bluthochdruck hinweisen.

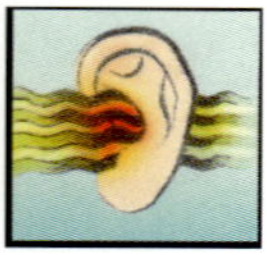

S

Sodbrennen

Brennende Schmerzen in der Speiseröhre bis in die Mundhöhle, die häufig nach dem Essen auftreten, sind eine Begleiterscheinung bei vielen Verdauungsstörungen. Wird das Grundübel nicht behandelt, kehren sie immer wieder.

W

Wadenkrämpfe

Treten die Krämpfe bei Ruhe und nachts auf, kann eine ungenügende Versorgung mit Magnesium vorliegen. Wadenkrämpfe beim Gehen rühren von Durchblutungsstörungen her (Schaufensterkrankheit).

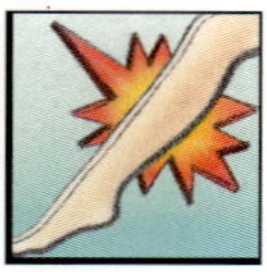

Z

Zahnfleischbluten

Dadurch kündigt sich häufig eine Entzündung – eine Parodontitis – an. Aber auch zu harte Borsten der Zahnbürste können schuld sein, außerdem Vitaminmangel. Roh- und Vollwertkost bessert den Zustand.

Z

Zungenbrennen

Wenn es keinen erklärbaren Grund dafür gibt (Rauchen, Pfefferminz oder ähnliches), kann Vitaminmangel vorliegen. Jedenfalls sollte ein Arzt die Ursache abklären.

ZEICHNUNGEN: HOLGER EVERLING

9. Test

Holen Sie richtig Atem

Auf das Zwerchfell kommt es an. Lesen Sie, warum

So ist das mit dem Sauerstoff

Es gibt eine äußere und eine innere Atmung. Bei der äußeren wird Sauerstoff durch die Lunge aufgenommen und Kohlendioxyd abgeatmet. Bei der inneren gibt das Blut den Sauerstoff ans Gewebe ab und nimmt Kohlendioxyd aus dem Gewebe auf, um es danach an die Lunge weiterzuleiten. Wichtigster Atemmuskel ist das Zwerchfell. Fällt es aus, müssen wir ersticken. Im nachfolgenden Check können Sie praktisch aus dem Stand überprüfen, wie es um Ihre Atemkapazität steht. Bitte ankreuzen – die Auswertung finden Sie hier rechts:

1. Können Sie acht Kniebeugen hintereinander machen, ohne zu pusten?	ja	nein
2. Bewegt sich Ihr Bauch, wenn Sie atmen?		
3. Zählen Sie ihre Atemzüge im Ruhen. Sind es weniger als 14 pro Minute?		
4. Können Sie ganz schnell hintereinander zwanzigmal B sagen?		
5. Bewegt sich dabei der Bauch nach innen?		

Bauch oder Brust: der Flötentest

Wie sehr auch Körperhaltung unsere Atmung beeinflussen kann, beweist dieses kleine Experiment: Im Schneidersitz auf die Erde setzen, einen Zeigefinger vor die Brust heben und ihn mit den Fingern der anderen Hand wie eine Flöte umfassen. Jetzt atmen Sie in die Brust. Drehen Sie die Hand um und umfassen den Finger so, daß der Daumen vorn liegt und die Finger an der Körperseite, wird automatisch eine Bauchatmung draus.

Das bedeuten die Antworten

Haben Sie überall ja gesagt, ist Ihre Atemkapazität in Ordnung. Bei Nein sollten Sie wissen:

Zu 1: Sie sind etwas kurzatmig. Wahrscheinlich bewegen Sie sich zu wenig. Um den Atem zu trainieren, reicht schon tägliches Treppensteigen, anstatt den Fahrstuhl zu nehmen.

Zu 2 und 3: Wahrscheinlich sind Sie ein nervöser, leicht gestresster Typ. Lernen Sie, sich besser zu entspannen (siehe Übungen rechts), dann atmen Sie automatisch besser.

Zu 4 und 5: Möglich, daß Sie zu den gar nicht so seltenen »paradoxen Atmern« gehören. Bei Ihnen bewegt sich das Zwerchfell beim Ausatmen nach unten (und außen) – wie normalerweise beim Einatmen. Bei Anstrengung braucht der Körper mit der umgedrehten Atemtechnik unnötig viel Kraft. Hier hilft Atemtherapie, die es als Kur von Volkshochschulen und Krankenkassen gibt (Beihilfefähig).

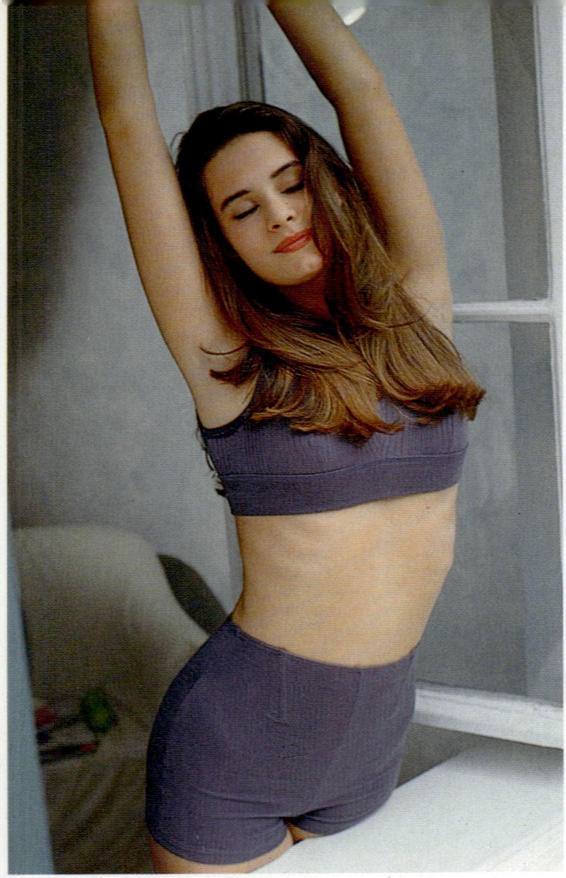

Das Luft-1x1

- *Eingeatmet wird durch die Nase, ausgeatmet durch Nase oder Mund.*
- *Beim Einatmen sollte sich der Bauch leicht nach vorn wölben, beim Ausatmen senken sich die Rippen des Brustraumes, und der Bauch zieht sich leicht ein.*
- *Je flacher Sie atmen, desto höher ist in der Regel auch die Herzfrequenz. Außerdem kann es durch den Bewegungsmangel im Bauchraum leicht zu Magenstörungen und Verstopfung kommen.*

Damit lösen Sie Verspannungen

Sehr einfach und ganz besonders wirkungsvoll sind folgende drei Übungen, die Sie jederzeit und überall (zum Beispiel im Büro) machen können. Ihr Sinn: Sie lösen Verspannungen im Nacken-, Rücken- und Beckenbereich und machen so den Körper durchlässiger für einen tiefen und ruhigen Atem.

Erstens: Aufrecht hinsetzen. Augen schließen. Die Hände liegen auf den Oberschenkeln. Jetzt langsam den Kopf sinken und so tief wie möglich durchhängen lassen.

Zweitens: Hüftbreit hinstellen. Kopf senken und dabei bewußt verfolgen, wie sich die Halswirbel langsam auffächern. Nach und nach die ganze Wirbelsäule abrollen, bis der Oberkörper ganz unten hängt. Genauso langsam wieder hochkommen.

Drittens: Gerade auf die Vorderkante des Stuhls setzen. Die Hände liegen locker auf den Oberschenkeln. Jetzt – ohne den Oberkörper zu bewegen – mit dem Becken rechtsherum und linksherum kreisen.

Was passiert beim Überatmen?

Beim Überatmen – Hyperventilieren – wird zu schnell und zu tief geatmet, so daß der Körper zu schnell zu viel Sauerstoff zugeführt bekommt. Die Folge: Er gibt dann auch zuviel Kohlendioxyd ab. Und das führt zu Angst, Unruhe, Herzrasen, Kribbeln in den Händen, Pelzigwerden im Mundbereich, im Extremfall sogar zu Krämpfen und Bewußtlosigkeit. Empfindsamere Menschen neigen manchmal bei Aufregung oder Schreck zur Hyperventilation. Ein Tip bei aufsteigender Angst und damit verbundenem hechelndem Atem: Den eigenen Atem zurückatmen, indem Sie die Hände oder eine Plastiktüte vor den Mund halten – solange, bis der Anfall vorbei ist!

10. Test

Gehen Sie regelmäßig zum Check-up

Vorbeugen ist besser als heilen – und meist kostenlos

Nicht immer verraten Warnzeichen, wenn mit unserem Körper etwas nicht stimmt. Ab 35 können Versicherte sich alle zwei Jahre auf Krankenschein durchchecken lassen. Diese Untersuchungen decken schleichende Schäden auf.

Ganzkörper-Check-up	Wann und und wie oft?	Welcher Arzt?	Kontroll-termine
Überprüfung von Herz, Kreislauf, Lunge, Leber, Nervensystem u. a.	Alle zwei Jahre, bei familiärer Belastung oder persönlichen Risiken in ärztl. empfohlenen Abständen	Hausarzt, Arzt für Allgemeinmedizin und Arzt für innere Krankheiten	Letzter Termin Nächster Termin
Blutdruck			
Zur Untersuchung von Herz und Arterien	Einmal im Jahr. Wenn Sie die Pille nehmen, Übergewicht haben und Hochdruck-Erkrankungen in der Familie liegen, öfter	Hausarzt, Frauenarzt (auch in Apotheken können Sie den Blutdruck messen lassen)	Letzter Termin Nächster Termin
Blutuntersuchung			
Auf Cholesterin, Zucker, Harnsäure u. a.	Alle zwei Jahre, bei verdächtigem Befund nach ärztlichem Ermessen	Hausarzt, Internist	Letzter Termin Nächster Termin
Zahnuntersuchung			
Zur Überprüfung von Zähnen und Zahnfleisch, Entfernung von Zahnstein	Alle sechs Monate	Zahnarzt	Letzter Termin Nächster Termin
Augenuntersuchung			
Zur Erkennung von Sehschäden und Glaukom (grüner Star)	Vom 40. Lebensjahr an jährlich, bei grünem Star in der Familie oder Störungen auch früher	Augenarzt, eventuell Hausarzt zur Überweisung	Letzter Termin Nächster Termin
Hautinspektion			
Zur Erkennung von bösartigen Hautmalen	Einmal monatlich Selbstkontrolle. Bei Hautveränderungen sofort, einmal jährlich bei persönlichem Risiko ärztliche Untersuchung	Hausarzt, Hautarzt	Letzter Termin Nächster Termin

Zum Arzt, bevor Sie krank werden

Auch wenn Ihr Auto fährt und fährt – es muß regelmäßig zum TÜV, zur Untersuchung auf risikoträchtigen Verschleiß. Ist alles ohne Befund, sind Sie beruhigt und sicherer. Das gleiche schöne Gefühl können Sie für sich selbst auch haben. Und zwar zum Nulltarif – mit Vorsorge- und Gesundheitsuntersuchungen auf Kassenschein.

Das heißt, Sie können sich rundum gesund fühlen und dennoch kostenlos zum Arzt gehen. Außer den Vorsorgeuntersuchungen (siehe Tabelle Vorsorge auf Seite 32) zur Früherkennung von Krebskrankheiten für Frauen und Männer, der Schwangerenvorsorge und den Untersuchungen für Säuglinge und Kleinkinder gibt es seit über zwei Jahren den Gesundheits-Check-up für alle Versicherten ab 35. Ihr Hausarzt, alle Ärzte für Allgemeinmedizin und Internisten führen die Untersuchungen durch. Auf der Tabelle rechts sehen Sie, was gemessen und untersucht wird und wie die normalen Laborwerte aussehen. Tragen Sie zur Kontrolle Ihre eigenen Werte in die freie Spalte ein.

	Normale Werte	Eigene Werte, gem. am:
Blutdruck		
Gemessen wird der obere (systolische) und der untere (diastolische) Druck. Die Druckwerte entstehen, wenn das Herz Blut in die Gefäße preßt und es wieder zurückgedrückt wird.	Oberer Wert nicht über 140 mm/Hg, unterer Wert zwischen 85 und 90 mm/Hg (bei Menschen mittleren Alters)	
Cholesterin		
Untersuchung der Blutfette, wichtig zur Aufdeckung eines Risikos für Herzinfarkt und Arteriosklerose	Gesamtcholesterin zwischen 150 und 180 Milligramm pro Deziliter, kritisch ab 200 mg/dl LDL-Cholesterin: nicht über 130 mg/dl. HDL-Cholesterin: bei Frauen über 45 mg/dl – je höher, desto besser Triglyceride: 85–250 mgl	
Puls		
Anzahl der Herzschläge pro Minute	Bei Ruhe zwischen 60 und 80 Schlägen	
Harnsäure		
Erhöhte Werte der Harnsäurekonzentration im Blut können zu Nieren- und Gelenkschädigungen führen	Unter 6,5 mg/dl	
Blutzucker		
Werte geben Aufschluß über Diabetesrisiko	Blutzucker zwischen 60 und 100 mg/dl	
Leberwerte		
Erhöhte Konzentrationen spezieller Leber-Enzyme können Ursache für Entzündungen und Alkoholschädigungen sein	Gamma GT bis 25 U/l GOT bis 20 U/l GPT bis 20 U/l Bilirubin bis 1,0 mg/dl	

Los geht's mit den

Die 10 Schnell-Tests im ersten
wie gut Sie drauf sind und wo es
punkte gibt. In den folgenden
konkret etwas für Ihre Gesundheit

SOFORT-PROGRAMM I: DIE VIER-
Täglich sieben Übungen –
Woche zu Woche langsam
Sie eine Kondition wie

SOFORT-PROGRAMM II: »DIE 5
Fernost, die jünger, schöner und ge
Erfolge haben »Die 5 Tibeter« in
werden lassen.

SOFORT-PROGRAMM III UND IV:
zu hohe Cholesterin-Werte, die
und stabilisiert das Immunsystem.
ganz nebenbei.

SOFORT-PROGRAMM V: BESSER
Nachtruhe stört, ob Sie
schlafprobleme haben – dieses
Frage offen. Dazu jede Menge

Sofort-Programmen

Teil des Buches haben gezeigt, eventuell doch ein paar Schwach- Kapiteln können Sie jetzt ganz tun und Defizite gezielt abbauen:

WOCHEN-AUFBAU-GYMNASTIK. ihr Schwierigkeitsgrad wird von gesteigert. Nach 28 Tagen haben noch nie. Ab Seite 36.

TIBETER« – Energie-Übungen aus sünder machen. Ihre sensationellen wenigen Monaten zum Supererfolg Ab Seite 54

SPEZIAL-DIÄTEN. Die eine reduziert andere stärkt Ihre Abwehrkräfte Überflüssige Pfunde verlieren Sie Ab Seite 62.

SCHLAFEN. Was auch immer ihre Einschlaf-,Durchschlaf- oder Aus- umfassende Kapitel läßt keine Experten-Tips. Ab Seite 98.

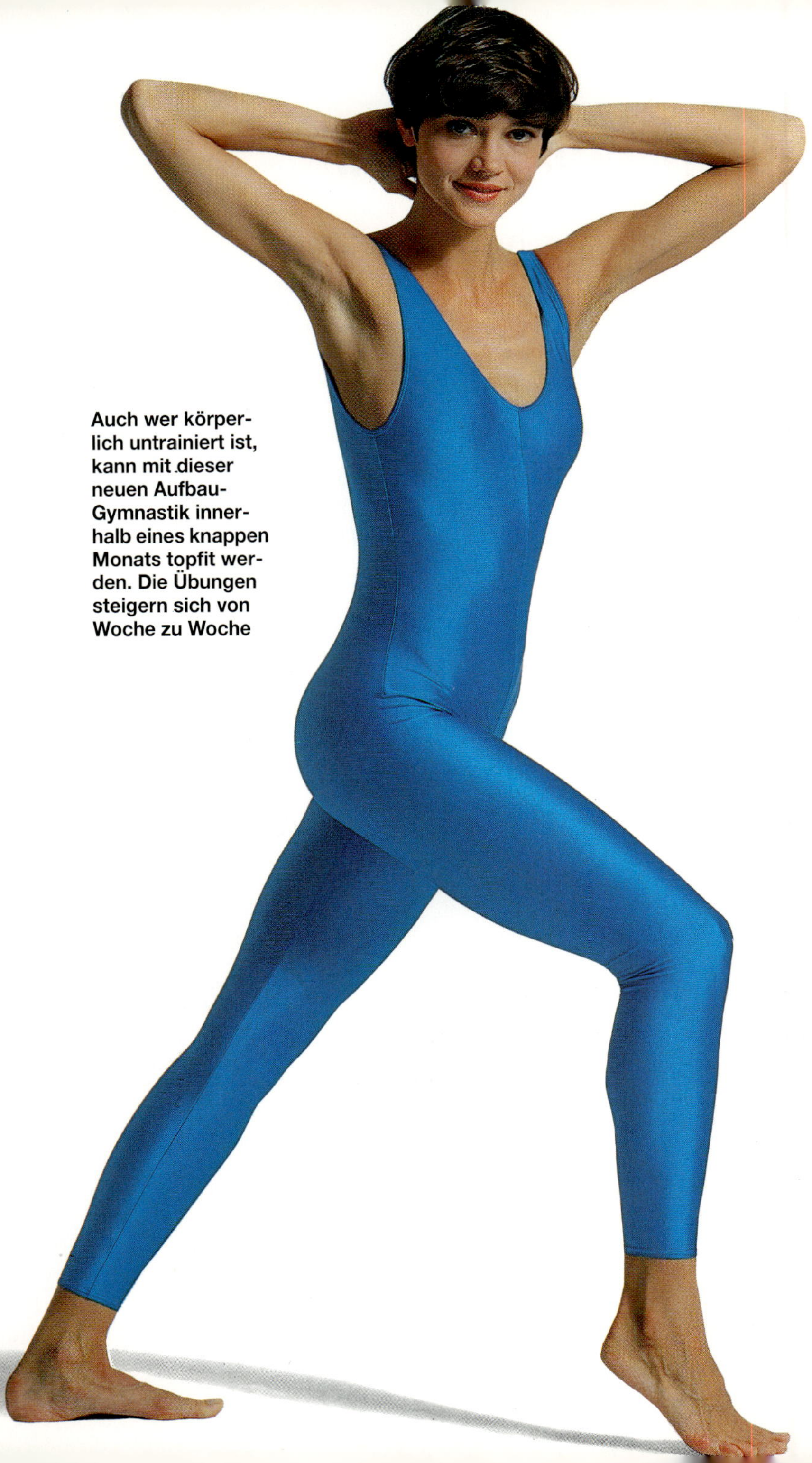

Auch wer körperlich untrainiert ist, kann mit dieser neuen Aufbau-Gymnastik innerhalb eines knappen Monats topfit werden. Die Übungen steigern sich von Woche zu Woche

Fit in 4 Wochen – die neue Aufbau-Gymnastik

Geht das? 28 Tage lang täglich acht Übungen turnen und danach fit sein wie nie zuvor? Es geht! Denn unsere Übungen sind so aufgebaut, daß sich ihr Schwierigkeitsgrad langsam steigert. Und dabei auch jene Muskeln trainiert werden, die man sonst kaum oder nur wenig bewegt. Damit die Turnerei wirklich Lust und nicht Last wird, hier ein paar wichtige Voraustips:

- Maximal Sauerstoff bekommen Sie, wenn Sie vor offenem Fenster turnen und zwischen den sich wiederholenden Übungen kurze Verschnaufpausen einlegen.

Wenn der Puls mal rast: kurz verschnaufen

- Die Muskeln bleiben schön locker, wenn Sie nach jeder Übungsfolge den Körper kurz ausschütteln.

- Mehr Kraft haben Sie, wenn Sie beim Anspannen immer ein- und bei Ausspannen immer ausatmen. Nicht die Luft anhalten. Das bedeutet für den Körper nur unnötig Streß.

Wenn Sie in Ruhe üben möchten: Telefonhörer danebenlegen

- Wer empfindliche Knie hat, sollte sich für die Bodenübungen eine Wolldecke unterlegen. Ansonsten: Am besten turnt es sich in leichter Kleidung (Nachthemd oder Leggins).

- Machen Sie die Übungen, ohne zu hetzen. Die am Ende der jeweiligen 4 Wochenprogramme angegebene Turnzeit ist großzügig bemessen. Sie zeigt Ihnen, wie viele Minuten Sie morgens oder abends für Ihren Fitness-Aufbau in etwa einplanen müssen.

Wenn Sie sich kontrollieren wollen: vor dem Spiegel turnen

- Wenn Sie Probleme mit dem Durchhalten haben: Legen Sie Ihre Lieblingsmusik dazu auf. Die Aerobic-Welle hat gezeigt, daß es sich mit Musik leichter turnt und man auch besser dranbleibt.

- Wem das 4-Wochen-Aufbau-Programm für die Kondition nicht reicht, der ergänzt einfach alle Folgen miteinander. Das heißt: Sie turnen in der ersten Woche sieben Übungen täglich, in der zweiten sind es dann 14, in der dritten 21 und in der vierten schließlich 28.

Wenn Sie »willensschwach« sind: auf feste Trainingszeiten achten

1. WOCHE

Zum Aufwärmen. Gerade hinstellen. Mit den Armen kräftig vor und zurück schwingen. Dabei jedesmal in den Knien federn. Diese Muntermach-Übung ist sehr wirkungsvoll und dabei ganz einfach. Wichtig vor jeder Gymnastik zum Lokkern aller Muskeln, 8mal.

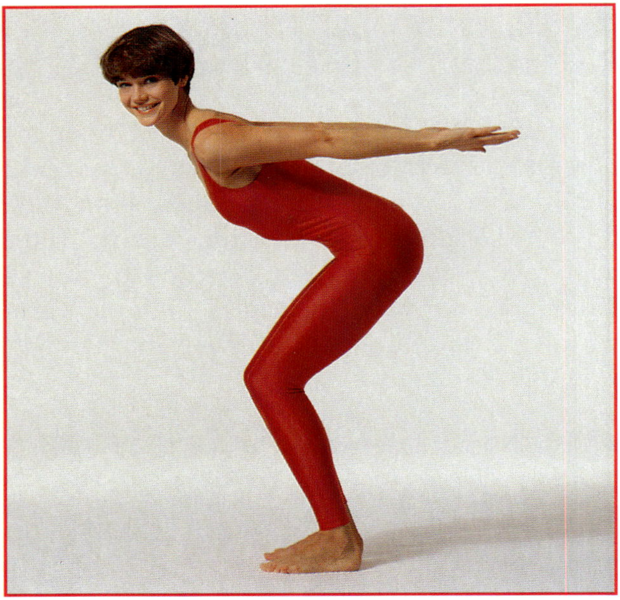

Für die Arme. Auf den Boden knien. Die Hände vorn aufsetzen. Arme und Hals sind gestreckt, der Rücken ebenfalls (Vorsicht: Hohlkreuz). Danach mit Schwung in den Liegestütz gehen. Die Beine werden gleichzeitig im Wechsel nach oben gestreckt, 8mal.

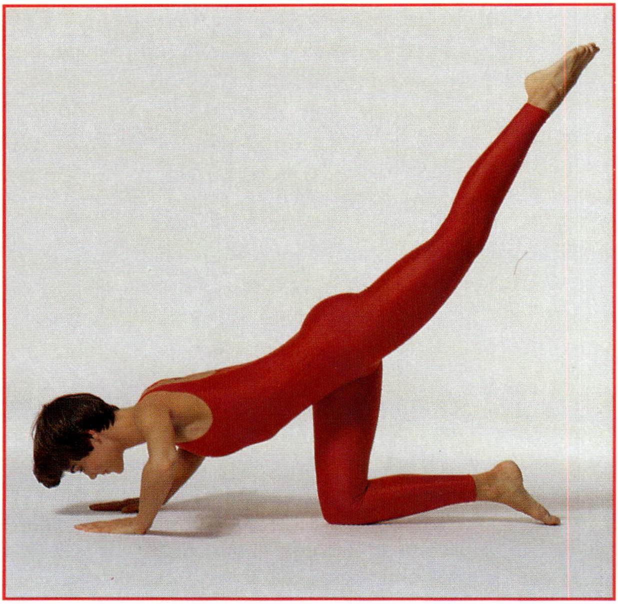

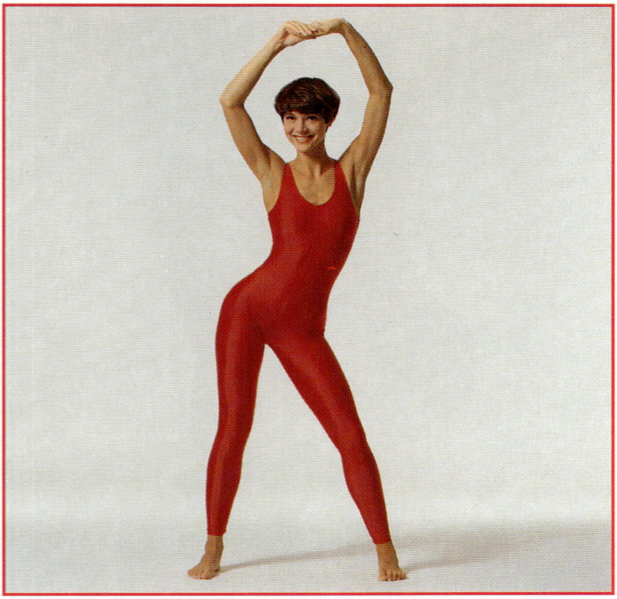

Für den Oberkörper. Gegrätscht hinstellen. Die Arme nach oben strecken. Die Finger verschränken und danach mit Hüften und Armen kräftig kreisen. Eine ideale Übung für ein verspanntes Kreuz und deutlich mehr Beweglichkeit. 8mal rechtsherum, 8mal linksherum.

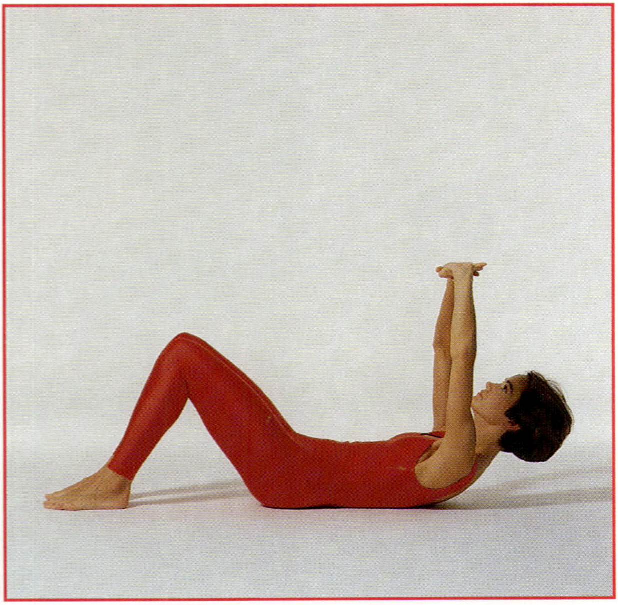

Für den Bauch. Auf den Boden legen. Die Beine anwinkeln. Die Arme strecken. Die Hände mit den Handflächen nach oben ineinander verschränken. Jetzt den Oberkörper und Kopf immer wieder heben (dabei ausatmen) und langsam senken (einatmen), 8mal.

1. WOCHE

Für den Rücken. Gerade hinstellen. Die Hände hinter dem Rücken falten. Dann den Oberkörper nach vorn beugen und dabei die Arme so hoch wie möglich ziehen. Wichtig bei dieser Übung ist, daß Sie sie langsam durchführen und möglichst etwas halten. 8mal.

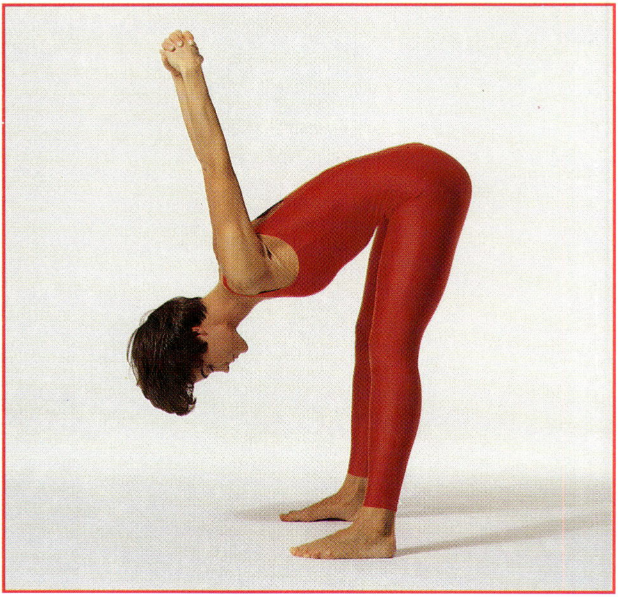

Für die Hüfte. Auf den Boden setzen, mit den Händen nach hinten aufstützen, Beine anziehen, leicht heben und von einer Seite zur anderen rollen. Wer mehr tun will, streckt die Beine dabei im Wechsel durch. 2mal, Übung 5mal wiederholen.

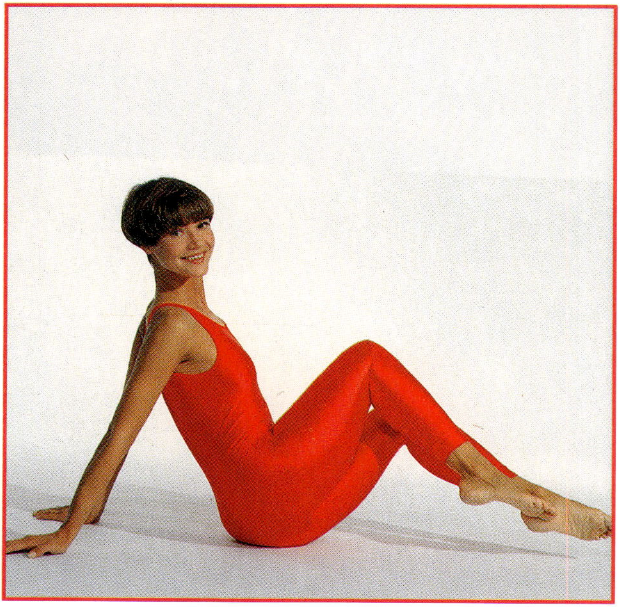

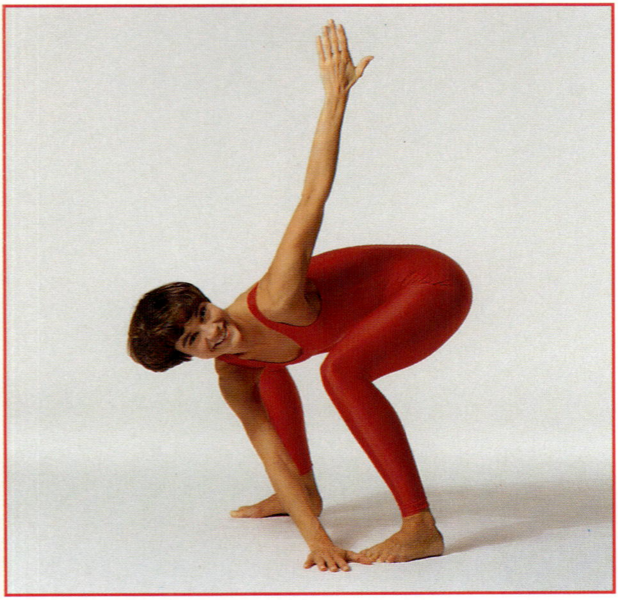

Für die Beine. Gegrätscht hinstellen. In die Kniebeuge gehen. Die Fersen bleiben auf dem Boden. Schwungvoll mit der rechten Hand den Boden vor dem linken Fuß und mit der linken vor dem rechten berühren. Der andere Arm zeigt jeweils steil nach oben. Je 8mal.

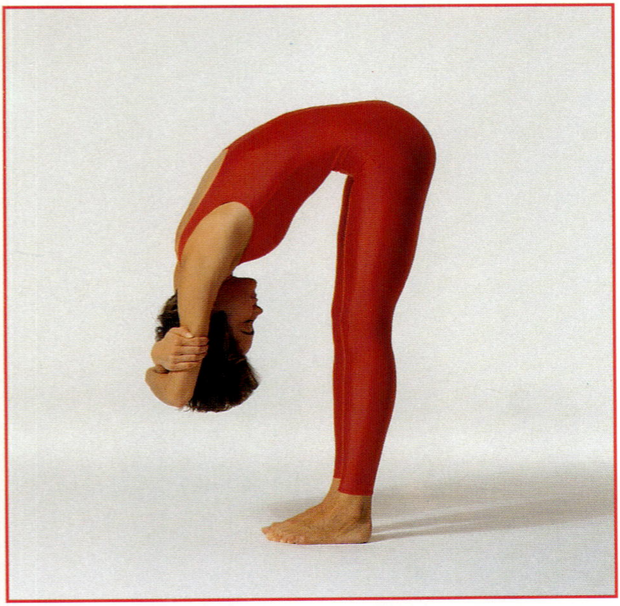

Zum Entspannen. Gerade hinstellen. Die Arme hinter dem Kopf verschränken. Den Oberkörper tief nach vorn senken. Augen schließen und so lange so bleiben, bis der Atem wieder ruhig fließt. Etwa 1–3 Minuten.

Insgesamt: etwa 9 Minuten

2. WOCHE

Zum Aufwärmen. Auf der Stelle laufen und die Arme dabei locker mitschwingen lassen. Bei Teppichboden oder Teppich können Sie immer barfuß joggen, bei Parkett oder Kunststoffboden ziehen Sie dem Rücken zuliebe besser Turnschuhe an. 1–3 Minuten.

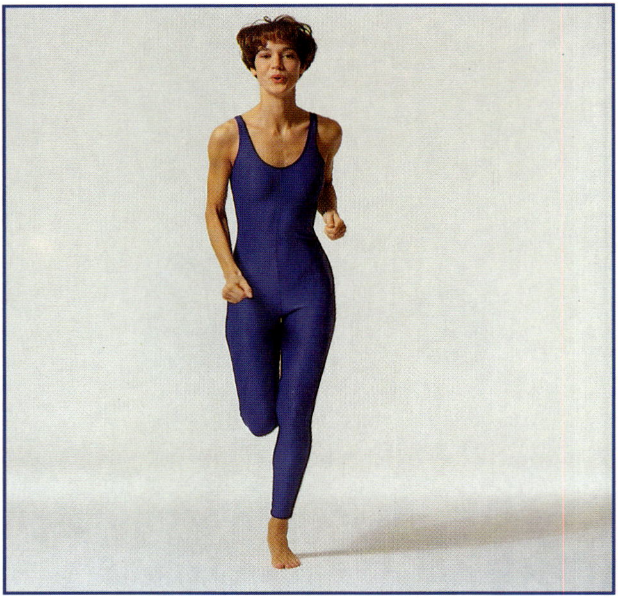

Für die Arme. Auf den Boden knien und mit den Händen aufstützen. Danach den Oberkörper tief hinabbeugen, langsam nach vorn schieben und genauso wieder zurücknehmen, 8mal. Danach dreimal tief durchatmen und die Übung noch 1mal wiederholen.

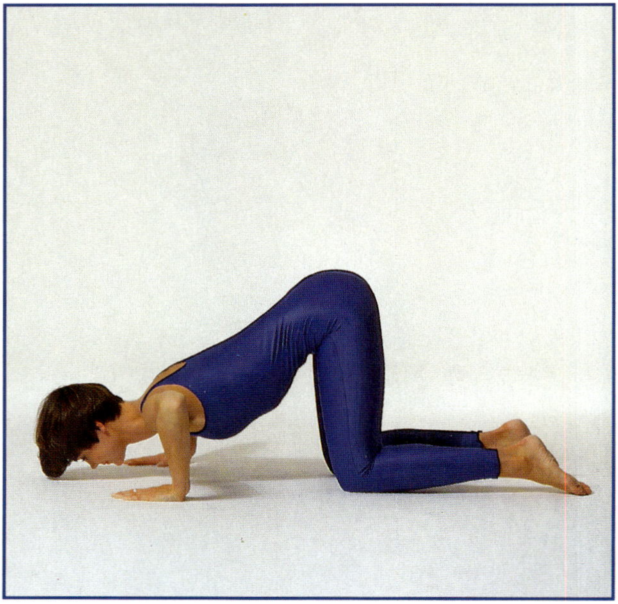

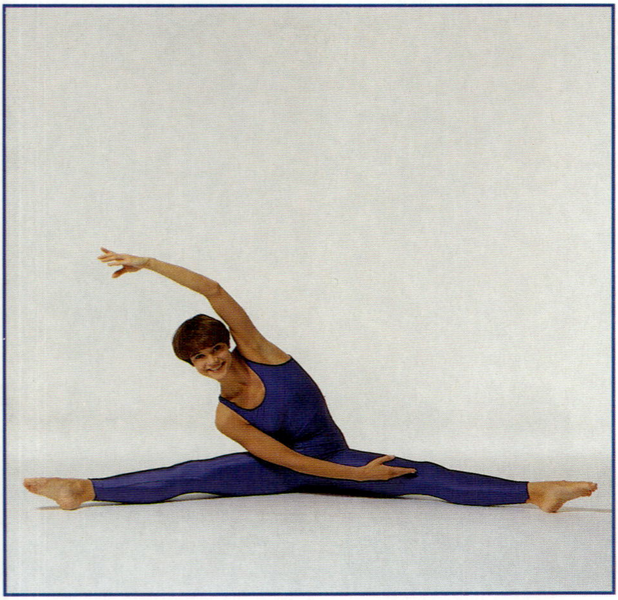

Für den Oberkörper. Gerade auf den Boden setzen und die Beine so weit wie möglich grätschen. Jetzt den Oberkörper zuerst zur rechten und dann zur linken Seite beugen. Die Arme schwingen dabei oben und unten im Wechsel mit. 8mal, Übung 1mal wiederholen.

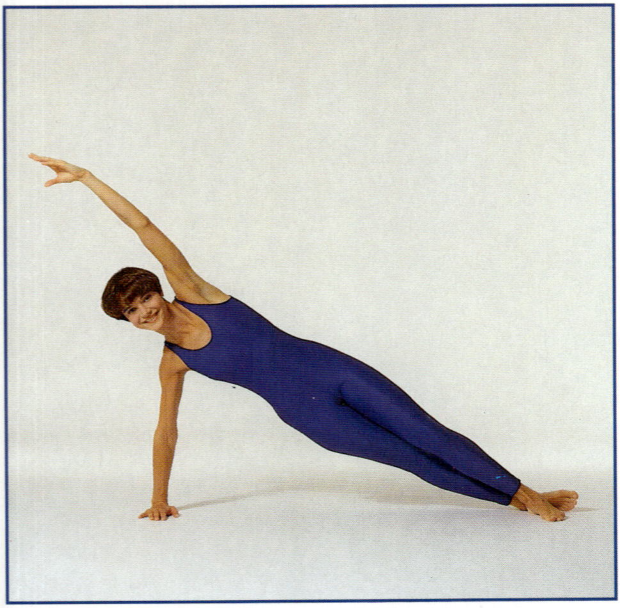

Für den Bauch. Auf den rechten Oberschenkel setzen. Linkes Bein über dem rechten kreuzen. Rechte Hand aufstützen und das Becken heben und senken. Der linke Arm schwingt locker nach oben mit. Dasselbe links, je 8mal. Übung 1mal wiederholen.

2. WOCHE

Für den Rücken. Hinlegen und den Kopf mit den Händen halten. Beine anwinkeln und leicht grätschen. Jetzt auf die Fußspitzen gehen und dann das Becken ganz langsam heben und wieder senken. 8mal. Kurze Pause machen und diese Übung 1mal wiederholen.

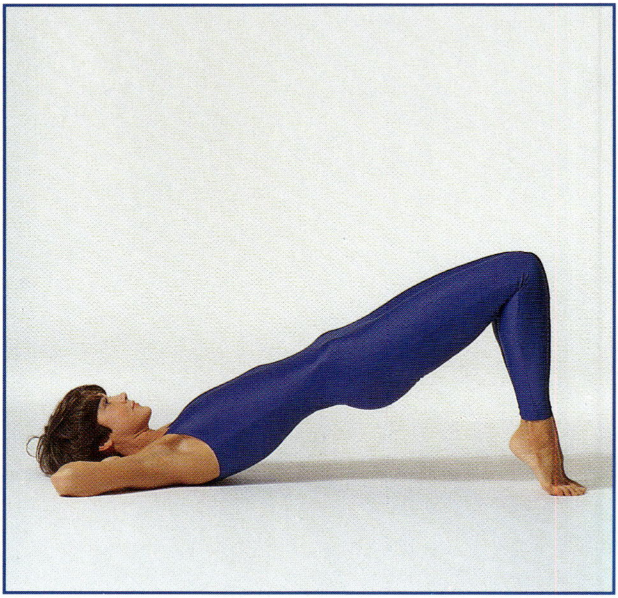

Für die Hüfte. Auf den Boden legen, die Arme zu beiden Seiten strecken. Dann die Knie anziehen und mit geschlossenen Füßen weit nach links und dann nach rechts schwingen, ohne den Boden zu berühren. 5mal, Übung 4mal wiederholen.

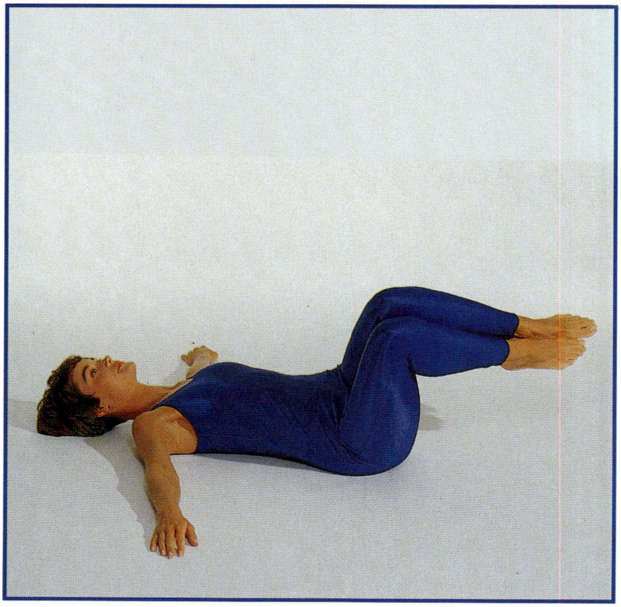

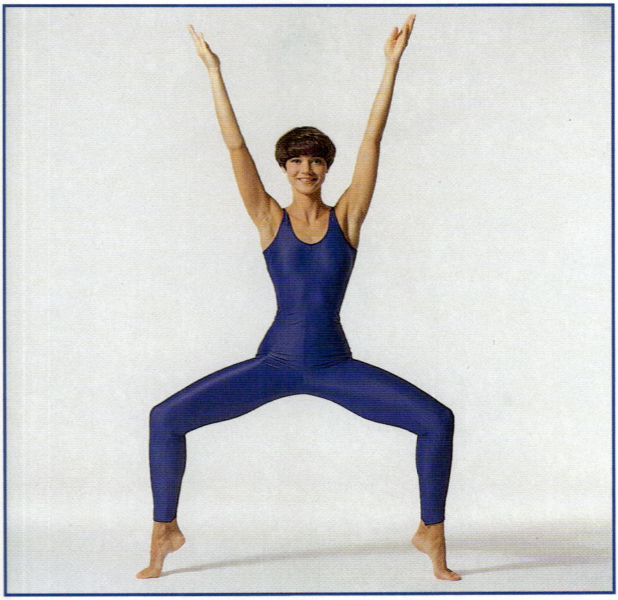

Für die Beine. Gegrätscht hinstellen. Die Arme nach oben strekken. Jetzt langsam in die Knie gehen und dabei stets die Fersen anheben. Diese nicht ganz einfache Übung kräftigt ganz besonders die Oberschenkel-Innenseiten. 8mal. Übung 1mal wiederholen.

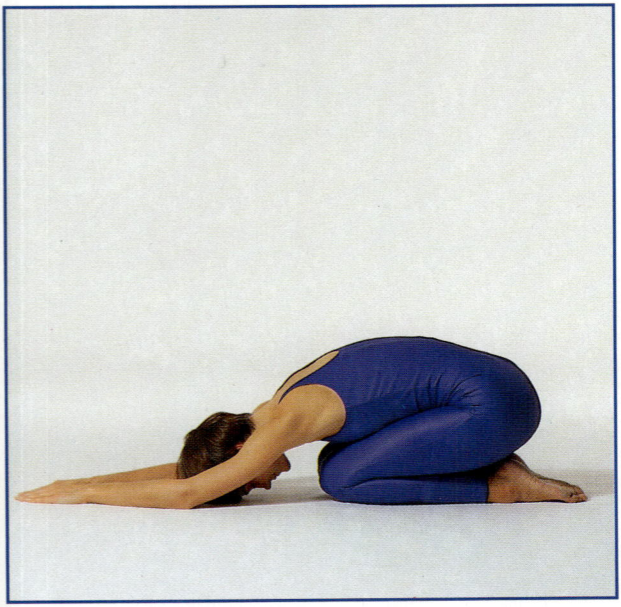

Zum Entspannen. Auf den Boden knien. Die Stirn auflegen. Arme strekken. Augen schließen und ruhig atmen. Die Abschlußübung dieser zweiten Woche kommt aus dem Yoga und entspannt besonders gut. 1–3 Min. **Insgesamt: etwa 11 Minuten.**

3. WOCHE

Zum Aufwärmen. Gerade hinstellen und abwechselnd das rechte und das linke Bein kräftig vor und zurück schwingen. Die Arme schwingen locker mit. Wer beim Pendeln Schwierigkeiten hat, federt jedes Bein nur vorne hoch. 8mal. Übung 3mal wiederholen.

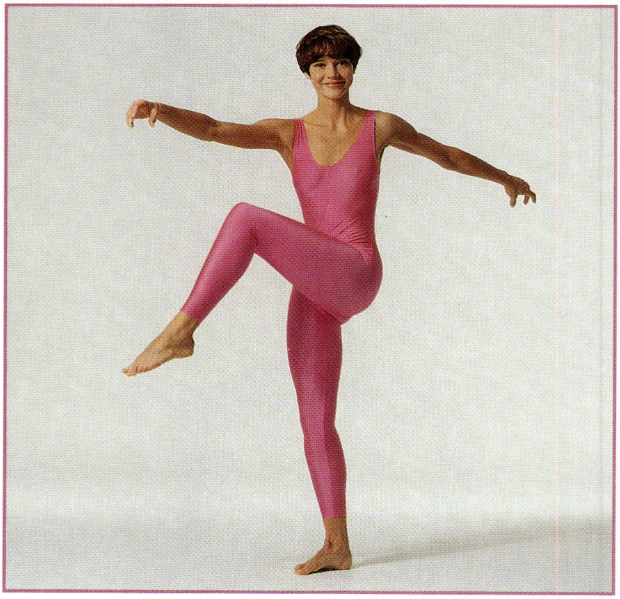

Für die Arme. In die Hocke gehen. Die Hände auf den Boden stützen. Danach mit beiden Füssen vom Boden hüpfen. Dabei bleiben die Beine angezogen, so daß die Fersen an den Po stoßen. 8mal. Danach kurze Atempause. Übung 3mal wiederholen.

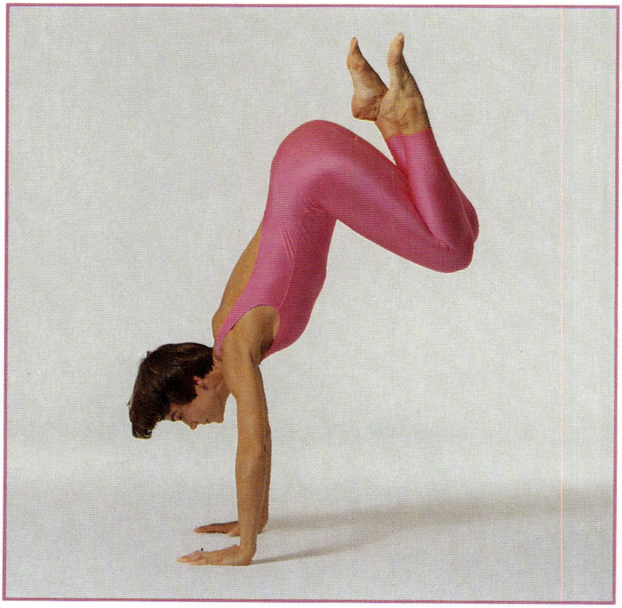

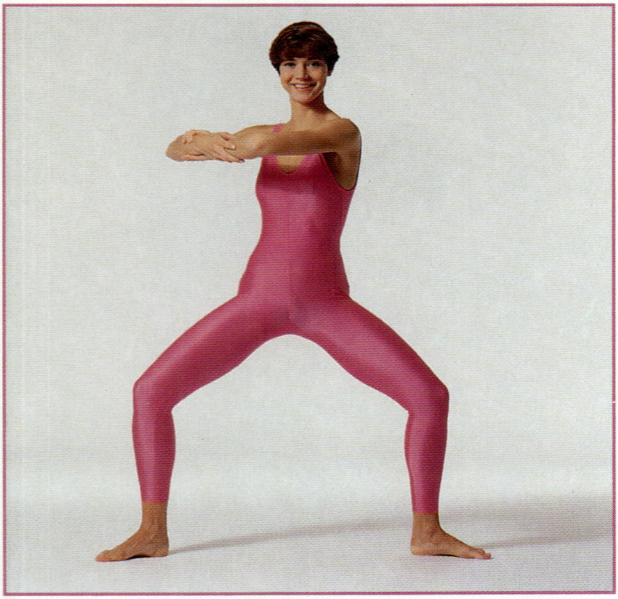

Für den Oberkörper. Gerade hinstellen. Die Beine grätschen. Die Fußspitzen sollten nach außen zeigen. In die Knie gehen. Die Unterarme vor der Brust aufeinanderlegen und halten. Dann den Oberkörper hin und her drehen. 8mal. Übung 3mal wiederholen.

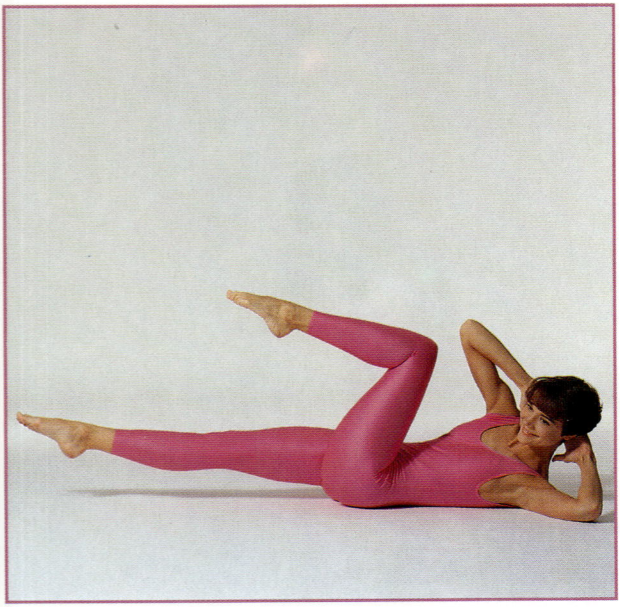

Für den Bauch. Auf den Boden legen, die Hände hinter den Kopf verschränken. Ein Bein strecken und leicht heben, das andere anziehen. Und jetzt rechten Ellenbogen zum linken Knie drücken und den linken zum rechten. 8mal. Übung 3mal wiederholen.

3. WOCHE

Für den Rücken. Mitl leicht gegrätschten Beinen in die Knie gehen. Den Oberkörper nach vorn beugen und den Hals dabei strecken. Dann die Hände zu Fäusten ballen und im Wechsel wie beim Boxen kräftig nach vorn stoßen. 8mal. Übung 3mal wiederholen.

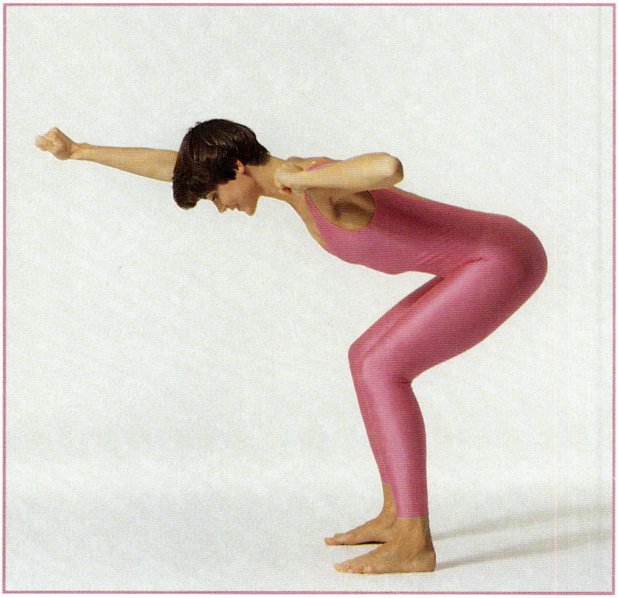

Für die Hüfte. Auf den Boden knien und mit den Händen aufstützen. Danach die angewinkelten Beine abwechselnd seitlich heben und senken. Po, Knie und Ferse bilden dabei eine gerade Linie. Je Bein 4mal, Übung 5mal wiederholen.

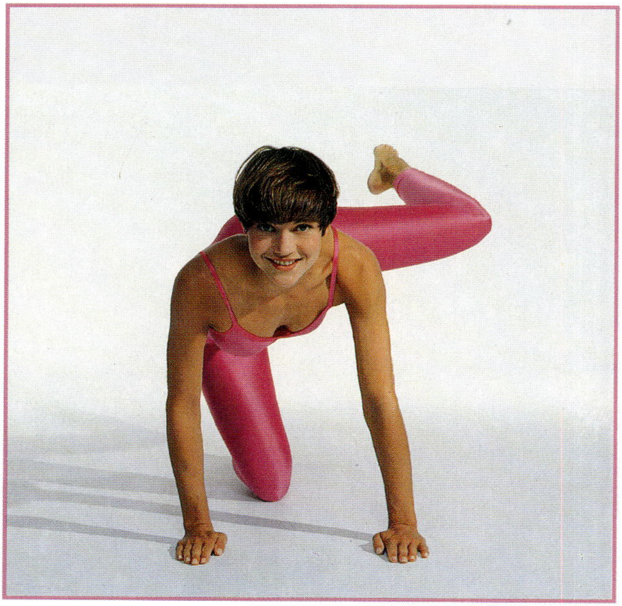

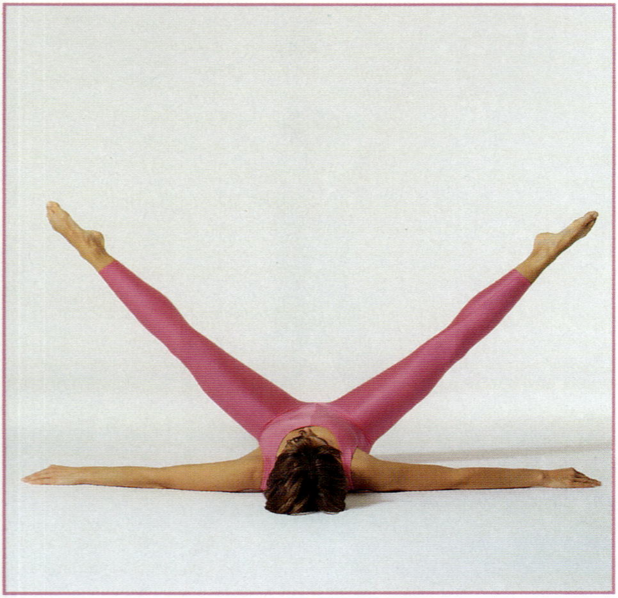

Für die Beine. Auf den Rücken legen. Die Arme seitlich strecken. Die Beine senkrecht heben und dann ganz weit öffnen und schließen. Dies ist übrigens eine Übung, die besonders die Muskeln der Innenschenkel trainiert. 10mal. Übung 3mal wiederholen.

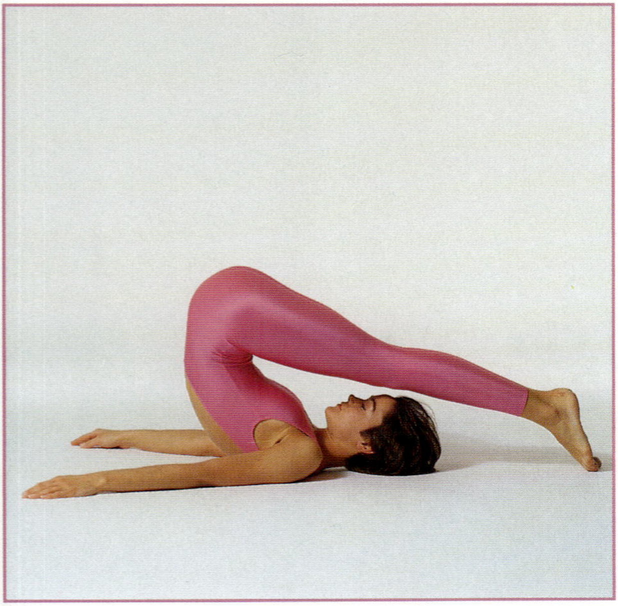

Zum Entspannen. Auf dem Rücken bleiben. Arme an den Körper legen. Die Hüften heben (wer's allein nicht schafft, stützt mit den Händen ab) und die Beine über dem Kopf ausstrecken. Augen schließen. 1–3 Minuten. **Insgesamt: etwa 13 Minuten.**

4. WOCHE

Zum Aufwärmen. Springen Sie den Hampelmann. Dabei werden Arme und Beine bei jedem Sprung geöffnet und geschlossen. Eine Übung, die viel Kondition verlangt und noch zusätzlich fit macht. 8mal. Übung danach 4mal wiederholen.

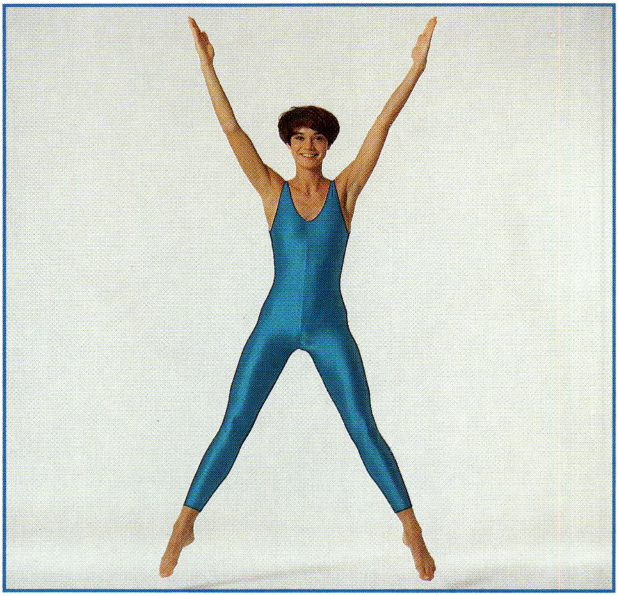

Für die Arme. Auf den Boden knien. Die Unterschenkel heben, übereinanderschlagen. Die Hände mit nach innen gerichteten Fingerspitzen aufstützen. Kopf gerade halten. Jetzt die Arme strecken, beugen, strekken, beugen. 8mal. Übung 4mal wiederholen.

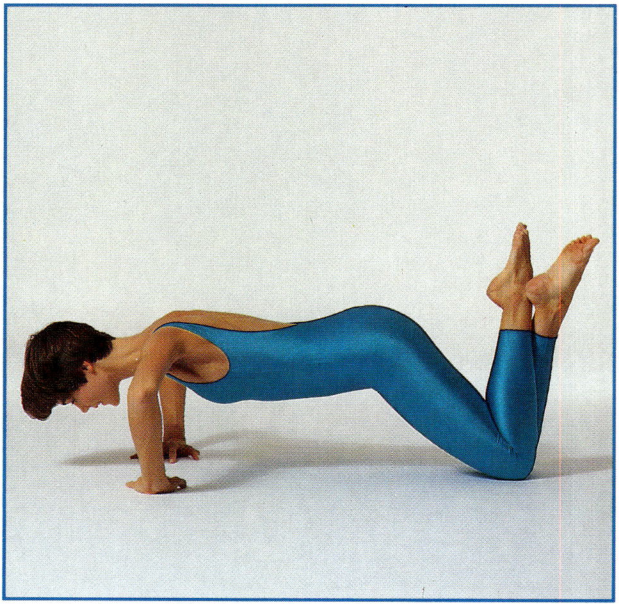

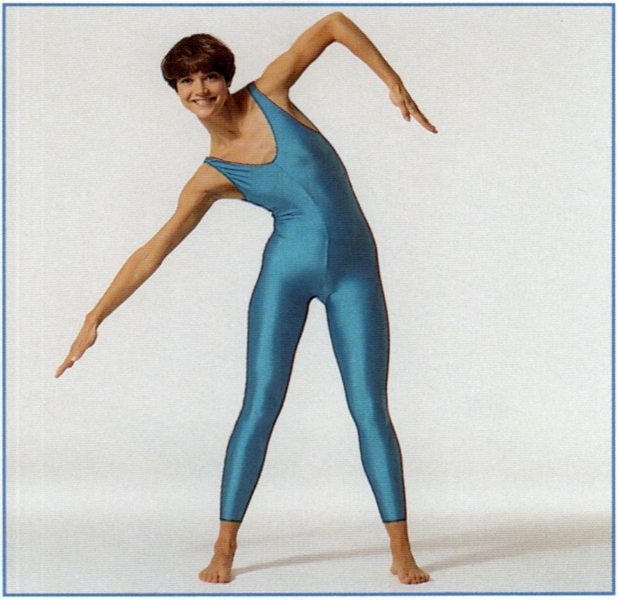

Für den Oberkörper. Gegrätscht hinstellen. Den Oberkörper mit gestrecktem Arm nach rechts ziehen und dabei den linken Ellenbogen parallel zum Rücken so weit wie möglich nach oben drücken. Danach Seiten wechseln. 8mal. Übung 4mal wiederholen.

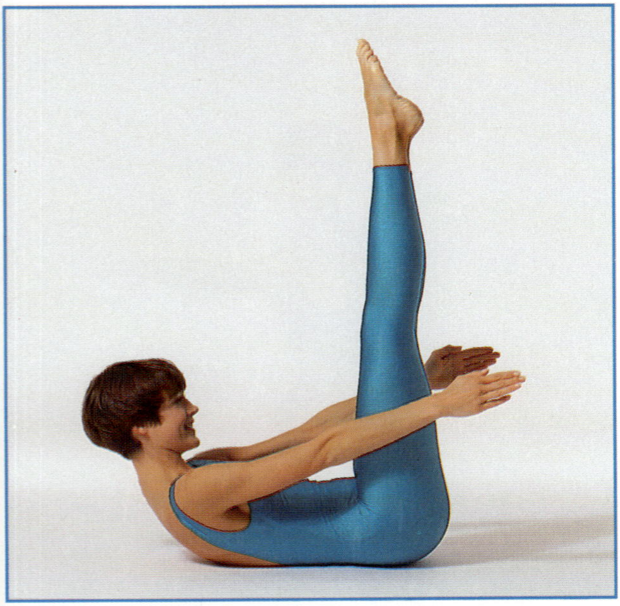

Für den Bauch. Auf den Rücken legen. Die Beine bis in die Zehen strecken und senkrecht heben. Den Oberkörper ebenfalls anheben. Dann die Arme strecken und so weit wie möglich an den Beinen vorbei nach vorn schieben. 8mal. Übung 4mal wiederholen.

4. WOCHE

Für den Rücken. Auf den Bauch legen. Hände und Füße aufstützen und dann so hoch wie möglich vom Boden anheben, lockern und wieder anheben. Das ist eine der besten Übungen zur Kräftigung von Rücken- und Po-Muskulatur. 4mal. Übung 4mal wiederholen.

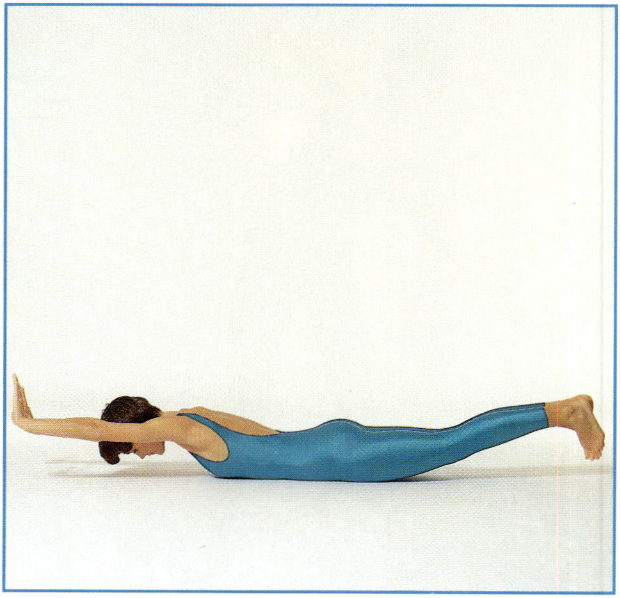

Für die Hüfte. Auf den Boden knien und die Arme in Schulterhöhe gerade ausstrecken. Dann setzen Sie sich schwungvoll mal rechts und mal links neben die Beine. Der Rücken bleibt immer gerade. 5mal, Übung 4mal wiederholen.

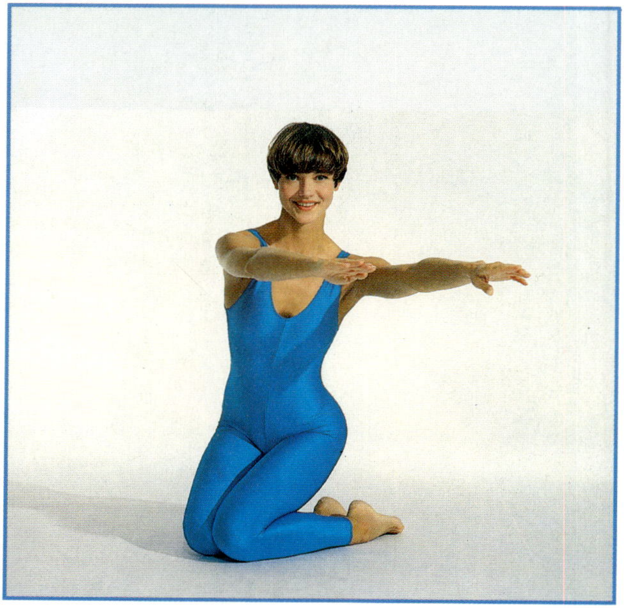

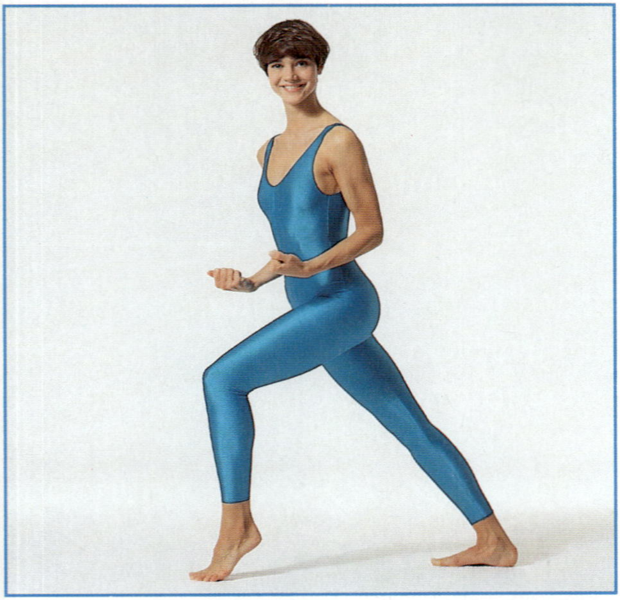

Für die Beine. Hinstellen und die Arme anwinkeln. Hände zu Fäusten ballen. Dann in schnellem Wechsel einen großen Schritt nach vorn machen, einmal federn und zurück. Das Gewicht dabei stets auf die Ballen verlagern. Je Bein 8mal. Übung 4mal wiederholen.

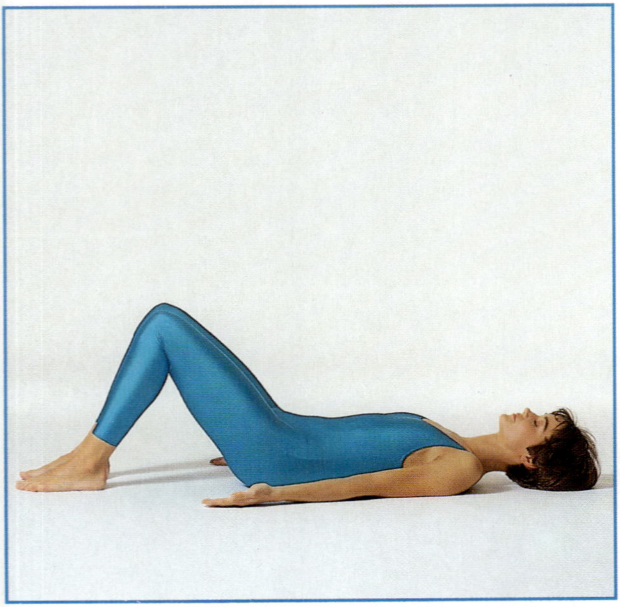

Zum Entspannen. Auf den Rücken legen. Die Arme strecken. Die Handflächen zeigen nach oben. Die Füße stehen parallel nebeneinander. Augen schließen. Tief einatmen, beim Ausatmen die Beine strecken. 1–3 Min.

Insgesamt: etwa 15 Minuten.

Energieschub: Gym

Schönheit und Harmonie, Kraft und
in den fernöstlichen Ländern
Medizin, sondern mehr durch eine
Atemtechnik und speziellen

Asiatische Mönche entwickelten die
der Hauptgrund, warum asiatische
abendländische. Denn: Chakren
menschlichen Organismus, die mit
dung stehen. So können auf ganz
heit und geistig-seelisches Be

Atmung und Gefühle haben unmittel
haben die Asiaten als erste er
wer die Bewegungsabläufe mit
niert, kann wirklich etwas

Auf all diesen Erkenntnissen beruht
Tibeter« auf den folgenden Sei
schön durch innere Kräfte, weil sie
bringt – ein ganzheit

nastik aus Fernost

jugendliche Frische – all das wird weniger durch Kosmetik und Kombination von Meditiation, Bewegungsabläufen erreicht.

---

uralte Lehre der Chakren-Energie, Gymnastiken mehr können als sind spirituelle Kraftzentren im den wichtigsten Drüsen in Verbin-sanfte Weise körperliche Gesund-finden positiv beeinflußt werden.

---

bar miteinander zu tun. Auch das kannt. Ihre Schlußfolgerung: Nur der richtigen Atemtechnik kombi-für den gesamten Körper tun.

---

die Energie-Gymnastik »Die fünf ten.Sie macht fit, gesund und Körper, Geist und Seele in Einklang liches Schönheitsprogramm.

Die 5 Tibeter
Energie für Körper und Seele

Tibetische Mönche sind bekannt dafür, daß sie steinalt, aber kaum krank werden. Sie haben diese fünf Übungen entwickelt. Das Besondere daran: Die Übungen wirken ganzheitlich, bringen Körper, Geist und Seele in kurzer Zeit in Hochform. Lesen Sie, warum diese Energie-Gymnastik so sensationell wirkt und was Sie damit alles erreichen können.

Man fühlt sich zehn Jahre jünger – und fit wie nie zuvor

Jahrhundertelang war die »Quelle der Jugend« – wie die Mönche in Tibet ihre Energie-Riten nennen – für uns ein großes Geheimnis. Erst ein englischer Offizier hat sie jetzt entdeckt und weitergegeben. Er lernte die fünf verblüffend einfachen, aber hochwirksamen Energie-Übungen von den Lamas, den Mönchen, und erlebte ein Wunder: Als er nach Hause zurückkehrte, erkannte man ihn kaum. Er sah zehn Jahre jünger aus und fühlte sich auch gesünder und fit wie nie zuvor.

Alle Energiezentren des Körpers werden aktiviert

Freunden verriet er, was dahinter steckt: Durch die Übungen werden alle Systeme, die den Körper regulieren, stimuliert. Das heißt: Stoffwechsel und Kreislauf sind aktiver; es werden mehr Enzyme und körpereigene Hormone – hauptsächlich die positiv wirkenden Endorphine – ausgeschüttet. Sie helfen, den Organismus zu regenerieren, und geben ihm neue Energien.

Die hier vorgestellten Übungen beruhen auf den Energieriten tibetischer Mönche, die durch Peter Kelders Buch *Die Fünf »Tibeter«* (Erweiterte Ausgabe, Wessobrunn 1991, Integral) jetzt in den Ländern des Westens eine neue Popularität erlangen. – Name *Die Fünf »Tibeter«* geschützt. Verwendung mit Genehmigung des Integral Verlags.

Das Besondere an den Übungen: Sie sind so perfekt entwickelt, daß sie auf alle sieben Energiezentren des Körpers Einfluß nehmen. Die Hindus nennen diese unsichtbaren Zentren Chakren und stellen sie sich als wirbelnde, kraftvolle elektrische Felder im menschlichen Organismus vor. Jeder dieser sieben »Wirbel« hat einen bestimmten Bezug zu einer der sieben Hormondrüsen im Körper und kann – wenn er richtig stimuliert wird – den Hormonausstoß der jeweiligen Drüse anregen. Und genau diese Hormone sind es, die alle Funktionen des Körpers bestimmen, einschließlich des Alterungsprozesses.

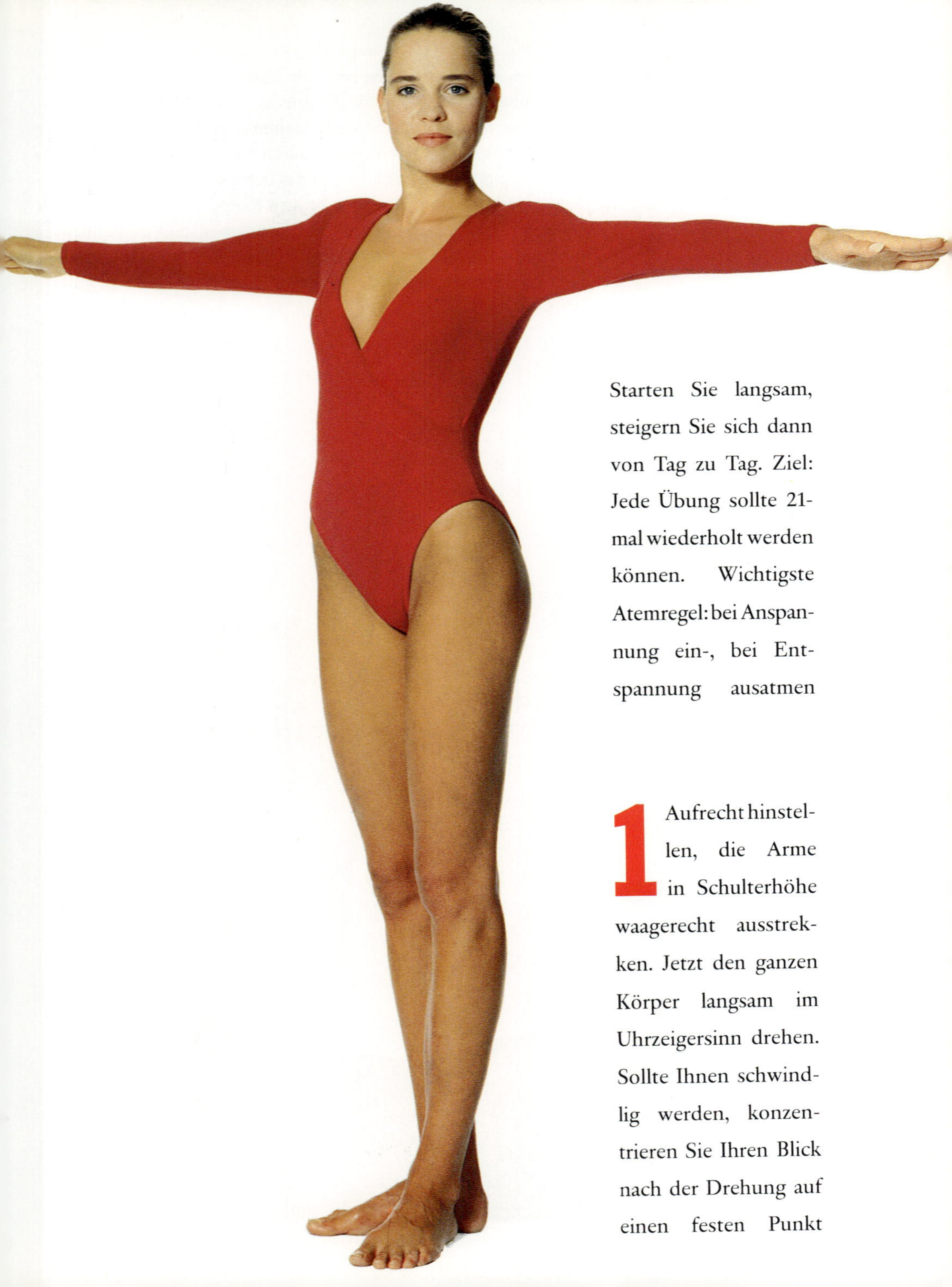

Starten Sie langsam, steigern Sie sich dann von Tag zu Tag. Ziel: Jede Übung sollte 21-mal wiederholt werden können. Wichtigste Atemregel: bei Anspannung ein-, bei Entspannung ausatmen

1 Aufrecht hinstellen, die Arme in Schulterhöhe waagerecht ausstrekken. Jetzt den ganzen Körper langsam im Uhrzeigersinn drehen. Sollte Ihnen schwindlig werden, konzentrieren Sie Ihren Blick nach der Drehung auf einen festen Punkt

Chakren lassen Lebensenergie viel besser fließen

Die Chakren liegen von unten nach oben jeweils auf der vorderen Körpermitte. Das unterste ist mit den Nebennieren verbunden, das zweite darüber mit den Geschlechtsdrüsen, das dritte mit der Bauchspeicheldrüse, das vierte hat eine Beziehung zur Thymusdrüse in der Herzregion, das fünfte sitzt an der Schilddrüse im Hals, das sechste an der Hirnanhangdrüse im Gehirn und das siebte ist mit der Zirbeldrüse im Gehirn verbunden. In einem gesunden Körper, heißt es, dreht sich jedes dieser Chakren mit hoher Geschwindigkeit und ermöglicht es dadurch der Lebensenergie, besser durch das Drüsensystem zu fließen und den Organismus zu versorgen.

2 Legen Sie sich flach hin, die Arme parallel zum Körper, Kopf anheben, gleichzeitig die gestreckten Beine so weit wie möglich zum Kopf ziehen. Tief einatmen. Kopf und Beine senken, ausatmen

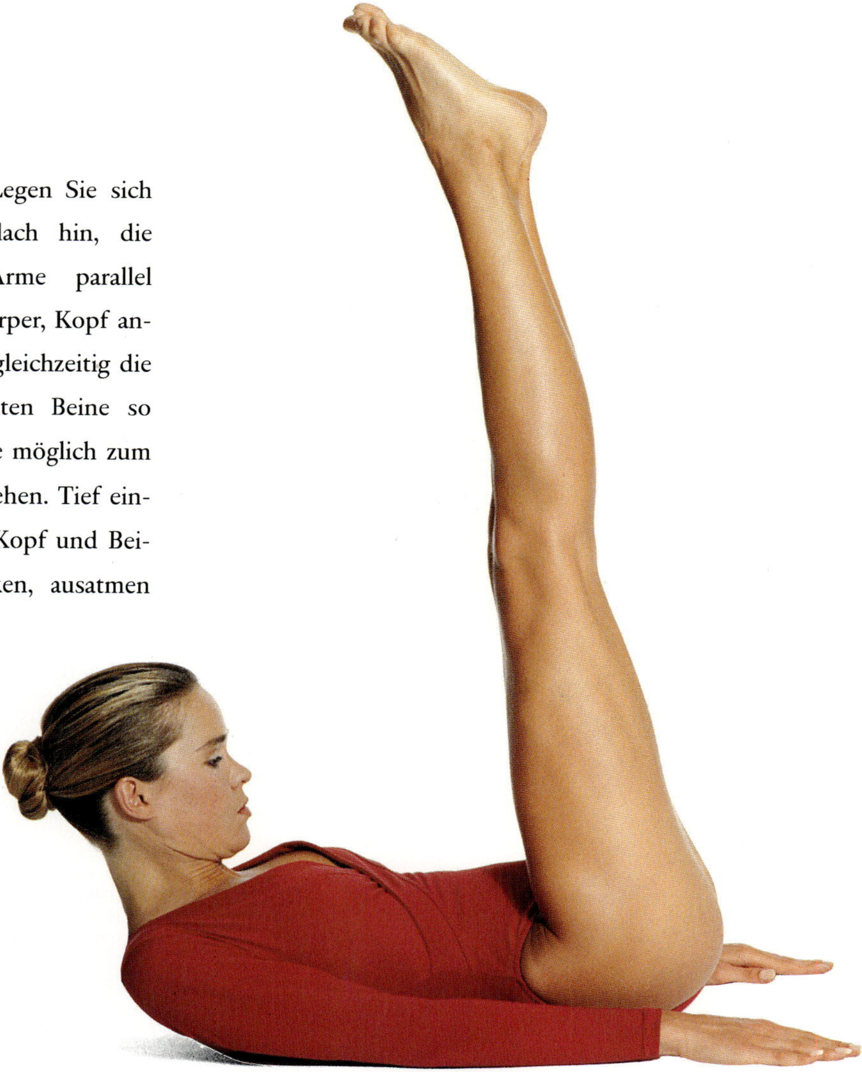

Das Atmen spielt eine entscheidende Rolle bei den fünf Übungen. Denn dadurch wird der Körper nicht nur mit Sauerstoff, sondern mit Prana versorgt – was für die Hindus Lebenskraft bedeutet. Prana bringt die Energien zum Fließen. Wenn nicht richtig geatmet wird, mindert das also den Effekt der Übungen. In dem Moment, wo der Körper entspannt am Boden liegt, muß ausgeatmet, sich bewußt entleert werden. Erst beim Anheben oder Aufrichten wieder einatmen. Immer, wenn man sich der Erde nähert: ausatmen. Wenn man von der Erde weggeht: einatmen. Das ist das Geheimnis. Bei jeder westlichen Gymnastik funktioniert die Atmung genau entgegengesetzt: bei Anspannung wird aus-, bei Entspannung eingeatmet.

Nur wer richtig atmet, hat den optimalen Effekt

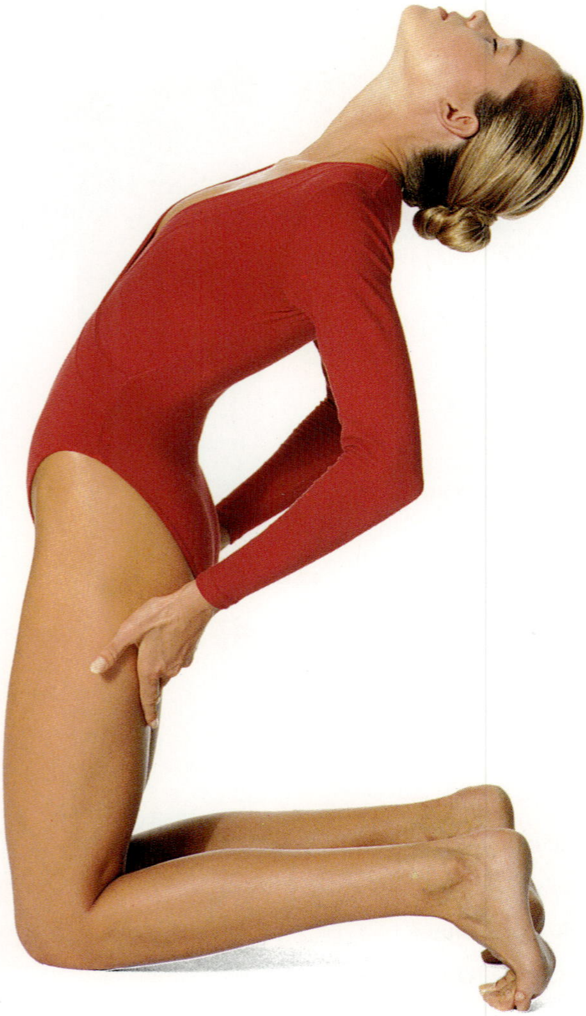

3 Knien Sie sich hin. Füße abstützen und Hände an die hinteren Schenkel legen. Kopf weit nach vorn beugen, ausatmen. Dann Oberkörper weit zurückdehnen, dabei tief einatmen. Kopf wieder nach vorn aufrichten

Am besten vorsichtig anfangen und sich langsam steigern

Die »Tibeter-Übungen« können in jedem Alter und von jedem gemacht werden, doch sollten Sie sich erst langsam steigern. In der ersten Woche nur drei Wiederholungen machen, in der zweiten fünf, in der dritten sieben, bis Sie in der zehnten Woche 21 schaffen. Und nicht vergessen: Nach jeder Wiederholung eine Pause machen, kurz entspannen. Hier noch einige Zusatztips: Erster Tibeter (drehen): Damit Ihnen nicht so schnell schwindelig wird, hilft ein Trick von Tänzern.

Konzentrieren Sie Ihren Blick vor der Drehung auf einen Punkt vor Ihnen. Wenn Sie anfangen sich zu drehen, halten Sie den Blick solange wie möglich darauf gerichtet, dann drehen Sie den Kopf schnell herum und konzentrieren sich wieder auf den Punkt.

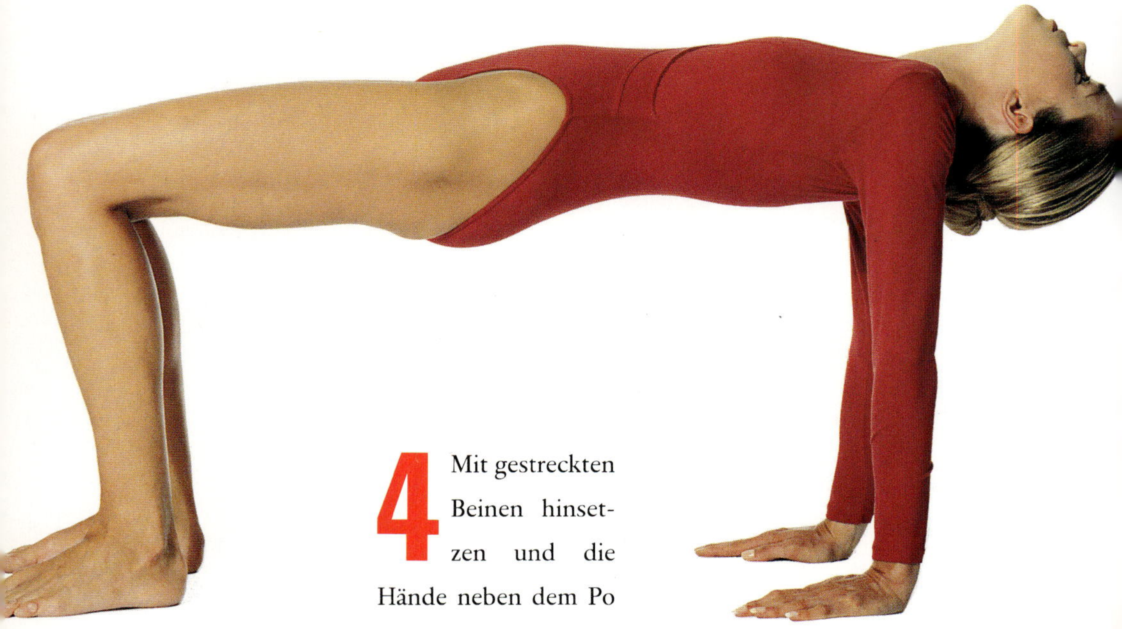

4 Mit gestreckten Beinen hinsetzen und die Hände neben dem Po abstützen. Po anheben, bis Körper und Oberschenkel eine gerade Linie bilden. Das gelingt nicht immer sofort. Dabei einatmen. Muskeln anspannen. Hinsetzen, ausatmen

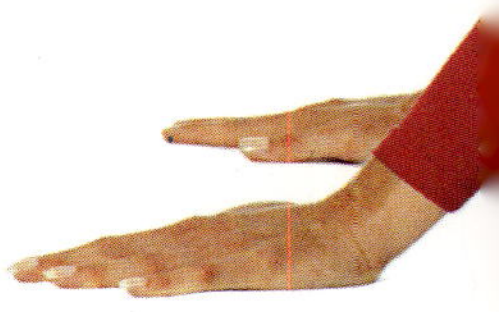

Zweiter Tibeter (liegen): Der Rücken muß während der Übung vollständig auf dem Boden liegen. Beim Heben und Senken der Beine die Knie etwas anwinkeln, erst wenn die Beine ganz nach oben zeigen, Knie strecken. Dritter Tibeter (knien): Um sich besser zu konzentrieren, schließen Sie bei dieser Übung die Augen. Außerdem wichtig: Po-Muskeln anspannen, damit kein Hohlkreuz entstehen kann. Vierter Tibeter (Brücke bauen): Damit Sie die Balance besser halten können, sollten die Füße 30 Zentimeter auseinander stehen und die Finger leicht geöffnet sein. Fünfter Tibeter (aufstützen): Eine rutschfeste Unterlage ist hier besonders wichtig. Gesäßmuskeln in beiden Positionen stark anspannen, dann schaffen Sie die Übung besser.

Schließen Sie die Augen, um sich zu konzentrieren

5 Auf den Bauch legen, Körper mit Händen und Zehen abstützen. Kopf so weit wie möglich in den Nacken legen, einatmen, Muskeln anspannen. Dann Po stark anheben, Kopf locker hängen lassen

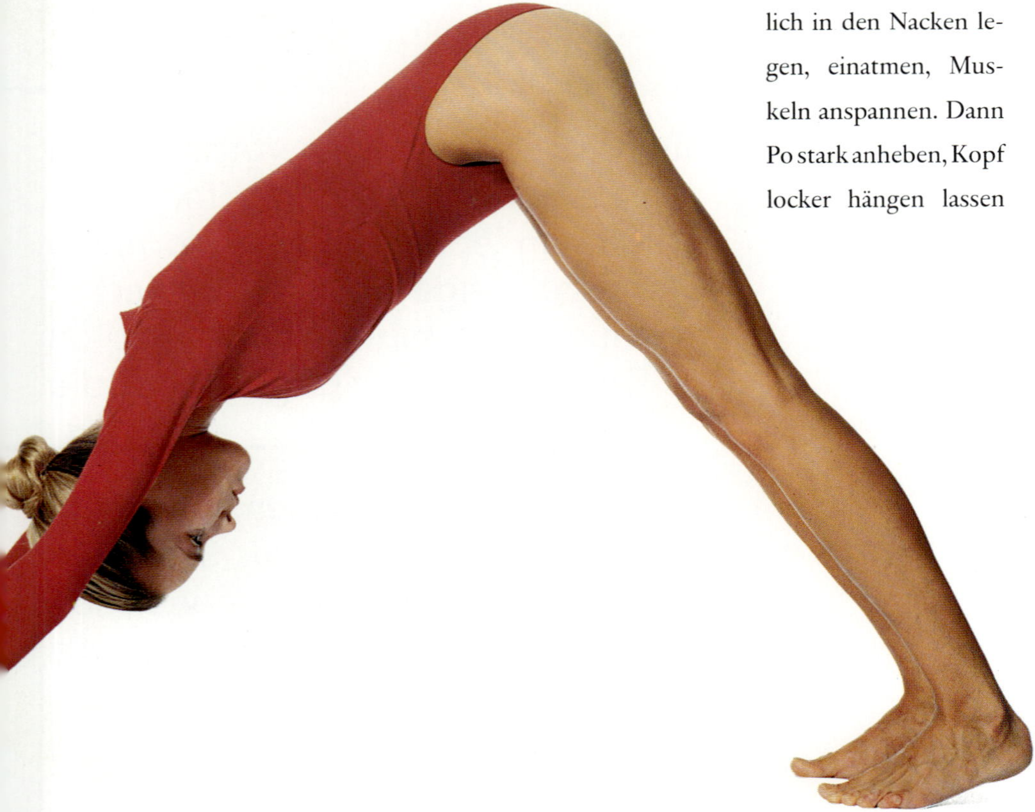

Sind Ihre Cholesterin-

Wenn Fettablagerungen die Adern
Schlaganfall. Häufigste Ursache: zu
haben wir aufgelistet, wie die
sind eindeutig zu hoch? Dann
Cholesterin-Diät. Was

Zuviel Fett im Blut ist gefährlich, tut
Menschen wissen überhaupt nicht,
ben – bis es zu spät ist.

Um Mißverständnissen vorzubeugen:
unseren Körper unentbehrlich.
Stoff, um lebenswichtige Hormone
Die dazu nötige Dosis produziert er
nun durch falsche Ernährung zu
Organismus die

Faustregel: Sie essen grundsätz
nicht mehr als 250 bis 300 Milli
men. Wieviel davon in welchen
unsere Extra-Tabelle

Werte zu hoch?

verstopfen, drohen Herzinfarkt und viel Cholesterin. Vorn auf Seite 33 normalen Werte aussehen. Ihre empfehlen wir Ihnen die folgende Besseres gibt's nicht!

---

aber nicht weh. Folge: Manche daß sie ein Cholesterin-Problem ha- Also rechtzeitig gegensteuern!

Grundsätzlich ist Cholesterin für Er braucht diesen fettähnlichen und Gallensäure bilden zu können. in Leber und Darm selbst. Kommt viel Cholesterin hinzu, kann der Menge nicht verkraften.

---

lich gesund, wenn Sie pro Tag gramm Cholesterin zu sich neh- Nahrungsmitteln steckt, erläutert auf Seite 76/77.

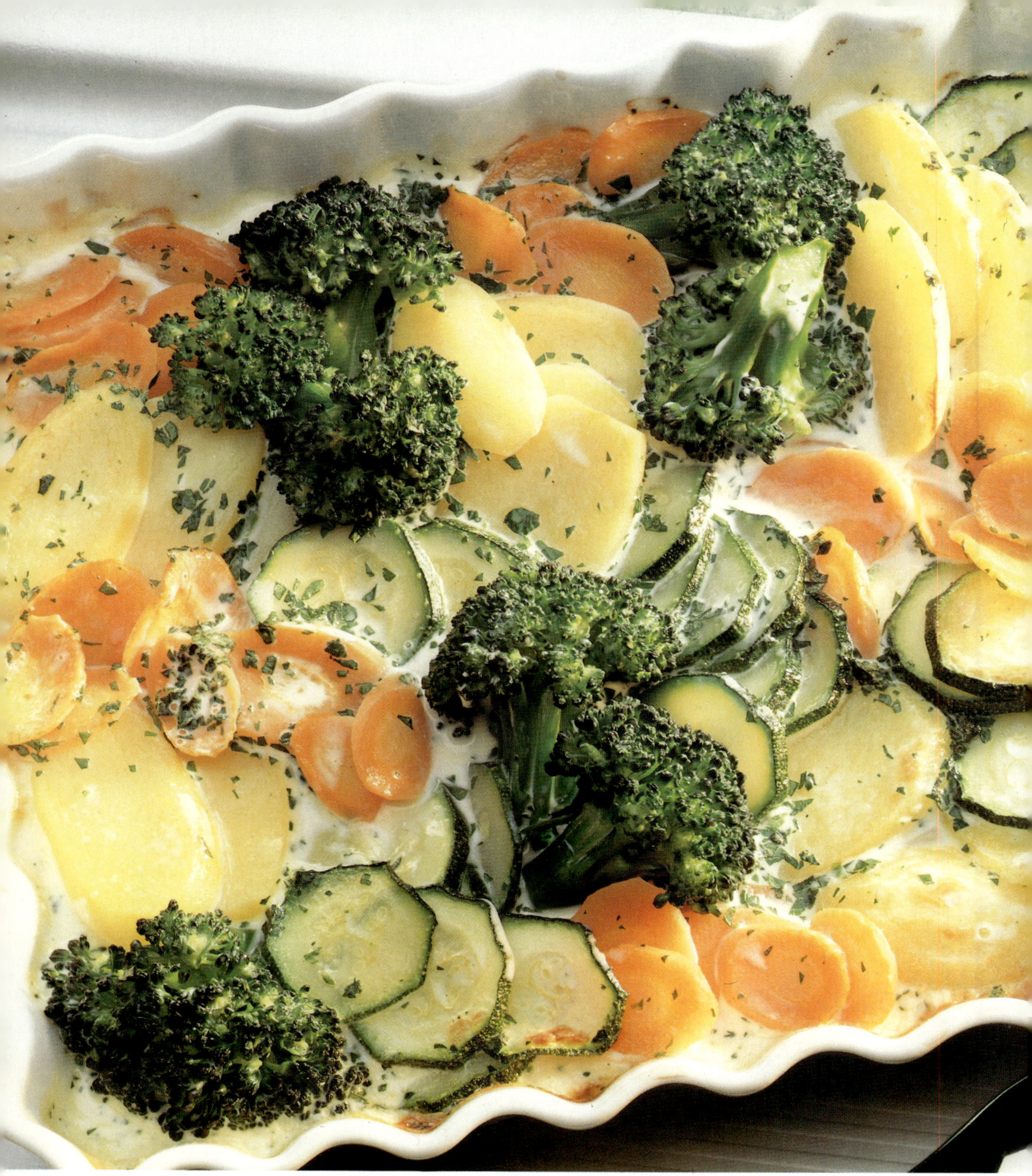

Fein schlemmen, Werte senken, sanft abnehmen

Die gesunde Cho

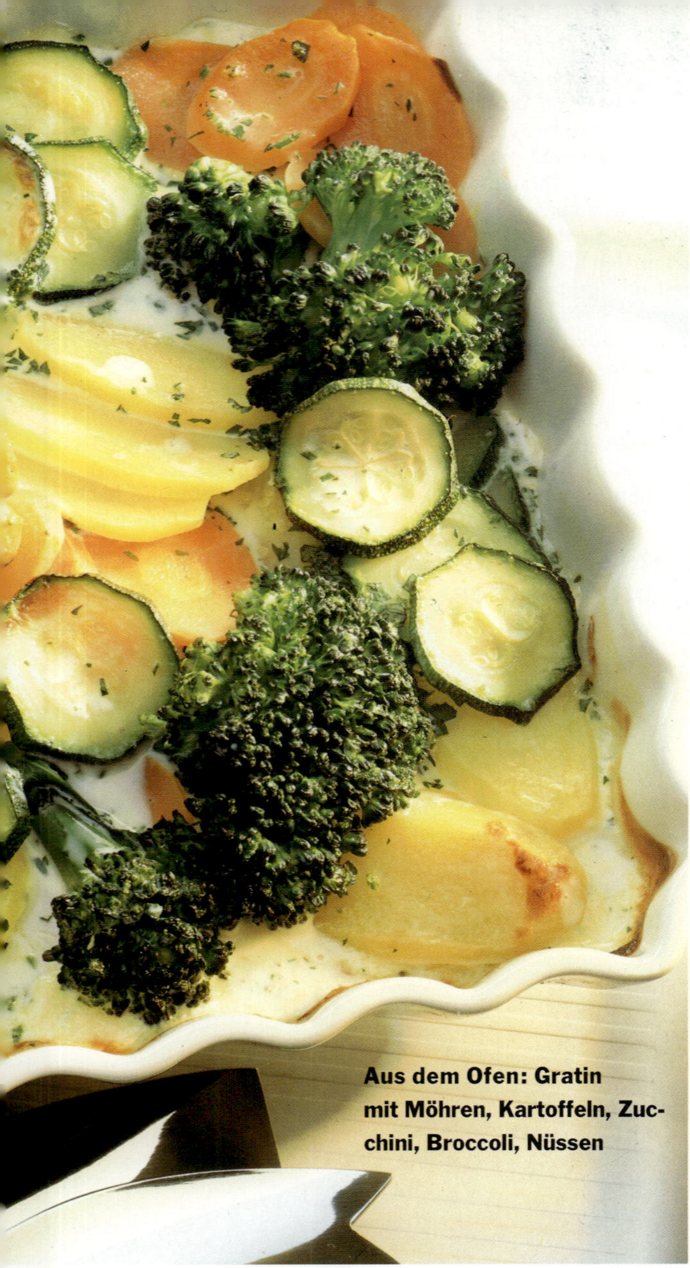

Aus dem Ofen: Gratin mit Möhren, Kartoffeln, Zucchini, Broccoli, Nüssen

FOTOS: HANS JOACHIM SCHMIDT; FOODSTYLING: MICHAEL KUPER; REQUISITE: SIGRID FEHRMANN

esterin-Diät

Jeder zweite Deutsche hat einen erhöhten Cholesterinspiegel. Die richtige Konsequenz heißt vor allem: anders und fettärmer essen. Genau das können Sie mit unseren zwölf gesunden Gerichten. Sie enthalten nämlich kein bzw. nur wenig Cholesterin, dafür aber viele Zutaten wie Fisch, Knoblauch oder Hafer, die den Cholesterinspiegel normalisieren! Schaffen Sie es, auch bei den übrigen Mahlzeiten auf zuviel Fett zu verzichten, nehmen Sie zusätzlich sanft ab.

Gemüsegratin

(2 Portionen)

200 g Möhren
200 g Kartoffeln
200 g Zucchini
400 g Broccoli
1 EL Öl
4 EL (50 g) cholesterinfreies Eipulver (»Dotterfrei«)
160 ml Wasser
1 Bund Petersilie
350 ml Milch
Salz, Pfeffer
2 EL gehackte Haselnüsse

Gemüse waschen, putzen. Möhren und Kartoffeln schälen. Alles in Scheiben schneiden. Broccoli in Röschen zerteilen. Gemüse in einer mit Öl ausgepinselten flachen Auflaufform verteilen. Eipulver mit Wasser verrühren, 5 Minuten quellen lassen. Petersilie hacken und mit der Milch zur Eimasse geben, würzen. Über das Gemüse gießen, Nüsse darüber streuen. Im Backofen (E-Herd: 200 Grad; Gasherd: Stufe 3) 40–45 Minuten garen.

Pro Portion ca.
460 Kalorien/1932 Joule;
ca. 20 mg Cholesterin

Filetsteak mit Staudensellerie

(2 Portionen)

2 Rinderfilets (à 100 g)
400 g Staudensellerie
2 Orangen
2 EL Öl
Salz, Pfeffer
2 TL eingelegter grüner Pfeffer

Fleisch trockentupfen und etwas flach klopfen. Sellerie putzen, in feine Scheiben schneiden. Orangen schälen, von weißen Häuten befreien, in Scheiben schneiden (Saft auffangen). Fleisch im heißen Öl 3–5 Minuten braten, würzen. Herausnehmen und warm stellen. Sellerie und Orangen mit Saft in den Bratfond geben. Mit Salz und grünem Pfeffer würzen und 5–10 Minuten dünsten. Das Gemüse zum Filet servieren. Dazu schmecken Salzkartoffeln.

Pro Portion ca.
290 Kalorien/1218 Joule;
ca. 60 mg Cholesterin

Gefüllte Paprikaschoten

(2 Portionen)

2 rote Paprikaschoten (à 200 g)
1 Zwiebel
1 Knoblauchzehe
50 g tiefgefrorenes Suppengemüse
3 EL Öl
5 Scheiben Tofupaste »Budapester Art« (100 g)
1 Bund Petersilie
200 g gekochter Vollkornreis (ca. 70 g Rohreis)
Salz, Pfeffer
Sojasoße
1/8 l Gemüsebrühe

Von den Paprikaschoten Dekkel, Zwischenhäute und Kerne herausschneiden, waschen. Zwiebel und Knoblauch abziehen, würfeln. Mit dem Suppengemüse in 1 EL heißem Öl kurz andünsten, beiseite stellen. Tofu würfeln. Petersilie hacken. Suppengemüse, Tofu und Petersilie zum Reis geben. Mit Salz, Pfeffer und Sojasoße abschmecken. In die Paprikaschoten füllen. Im restlichen Öl kurz anbraten. Brühe angießen und ca. 30 Minuten im geschlossenen Topf schmoren.

Pro Portion ca.
430 Kalorien/1806 Joule;
0 mg Cholesterin

TIP: Vollkornreis mit der dreifachen Menge Wasser so lange garen (ca. 40 Minuten), bis alle Flüssigkeit aufgesogen ist. So gehen keine Vitamine und Mineralstoffe verloren.

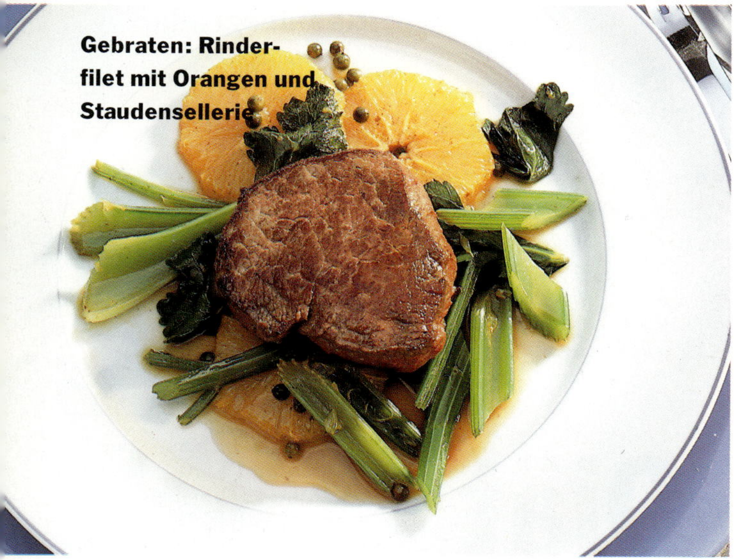

Gebraten: Rinderfilet mit Orangen und Staudensellerie

Knoblauch: Neueste Untersuchungen haben gezeigt, daß die duftende Knolle den Cholesterinspiegel günstig beeinflußt. Denn Knoblauch senkt nicht einfach das »schlechte« LDL-Cholesterin, sondern hebt gleichzeitig das »gute« HDL-Cholesterin im Blut. Verantwortlich für diese Wirkung ist der Stoff, der dem Knoblauch auch sein typisches Aroma gibt: das Allicin. Besonders viel davon steckt in frischen Zehen; getrockneter Knoblauch enthält nur wenig Allicin.

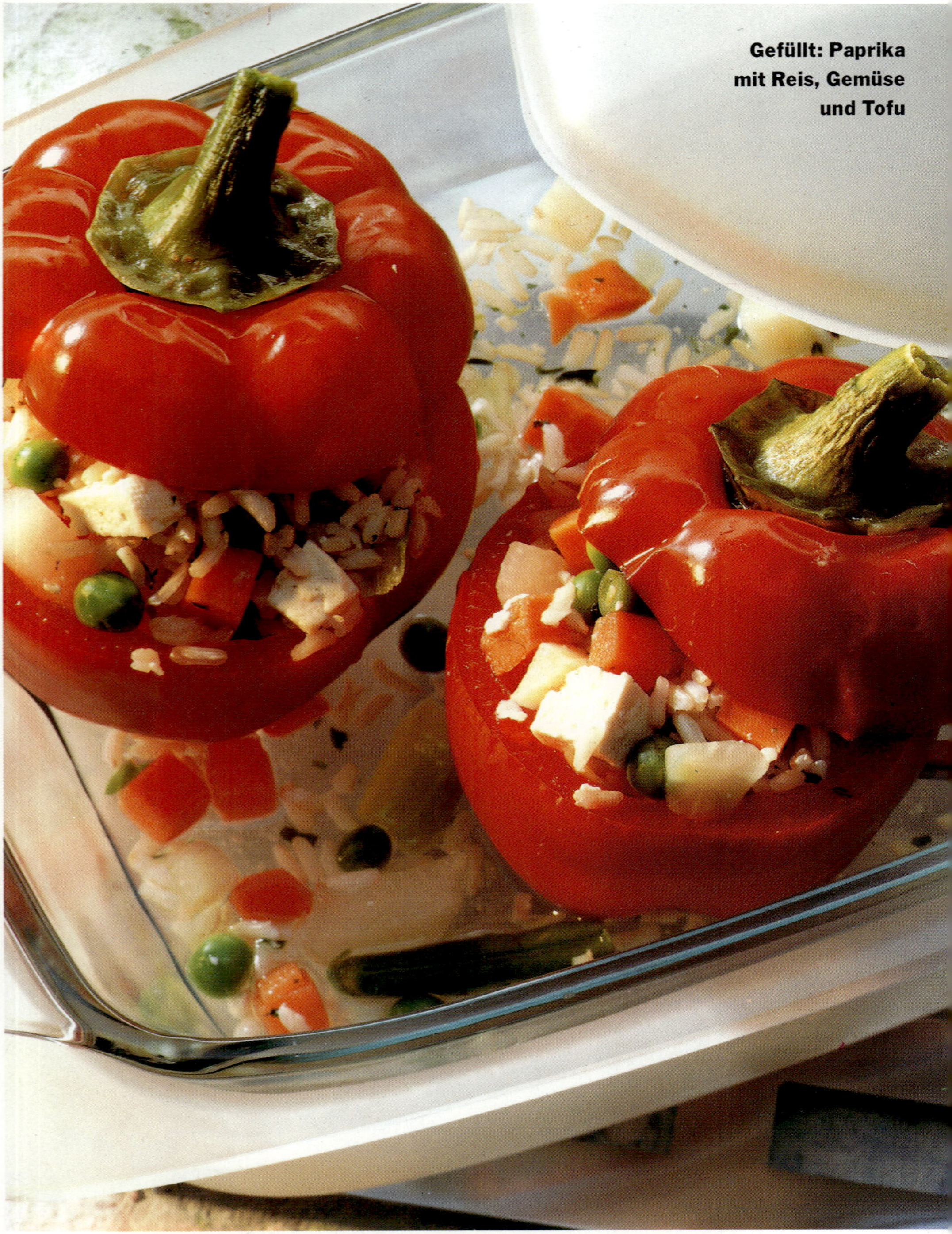

Gefüllt: Paprika mit Reis, Gemüse und Tofu

Chinapfanne

(2 Portionen)

150 g Hähnchenbrustfilet
Saft ½ Grapefruit
4 EL Sojasoße, 1 EL Honig
2 TL Speisestärke
20 g getrocknete Mischpilze
1 Zwiebel, 1 Knoblauchzehe
1 Bund Lauchzwiebeln
3 Möhren (100 g), 2 EL Öl
50 g Sojabohnensprossen
Salz, Pfeffer

Hähnchenbrust in feine Streifen schneiden. Grapefruitsaft, Sojasoße, Honig und Speisestärke verrühren, das Fleisch darin 2 Stunden marinieren. Die Pilze in ⅛ l lauwarmem Wasser 1 Stunde einweichen. Zwiebel und Knoblauch abziehen, würfeln. Lauchzwiebeln putzen, Möhren schälen, beides kleinschneiden. Hähnchenfleisch im heißen Öl anbraten. Vorbereitetes Gemüse und Sprossen zufügen und andünsten. Pilze mit dem Einweichwasser angießen, einmal aufkochen lassen. Mit Salz und Pfeffer abschmecken.

Pro Portion ca.
360 Kalorien/1512 Joule;
ca. 40 mg Cholesterin

Bohneneintopf

(2 Portionen)

1 Zwiebel
150 g Möhren
200 g Kartoffeln

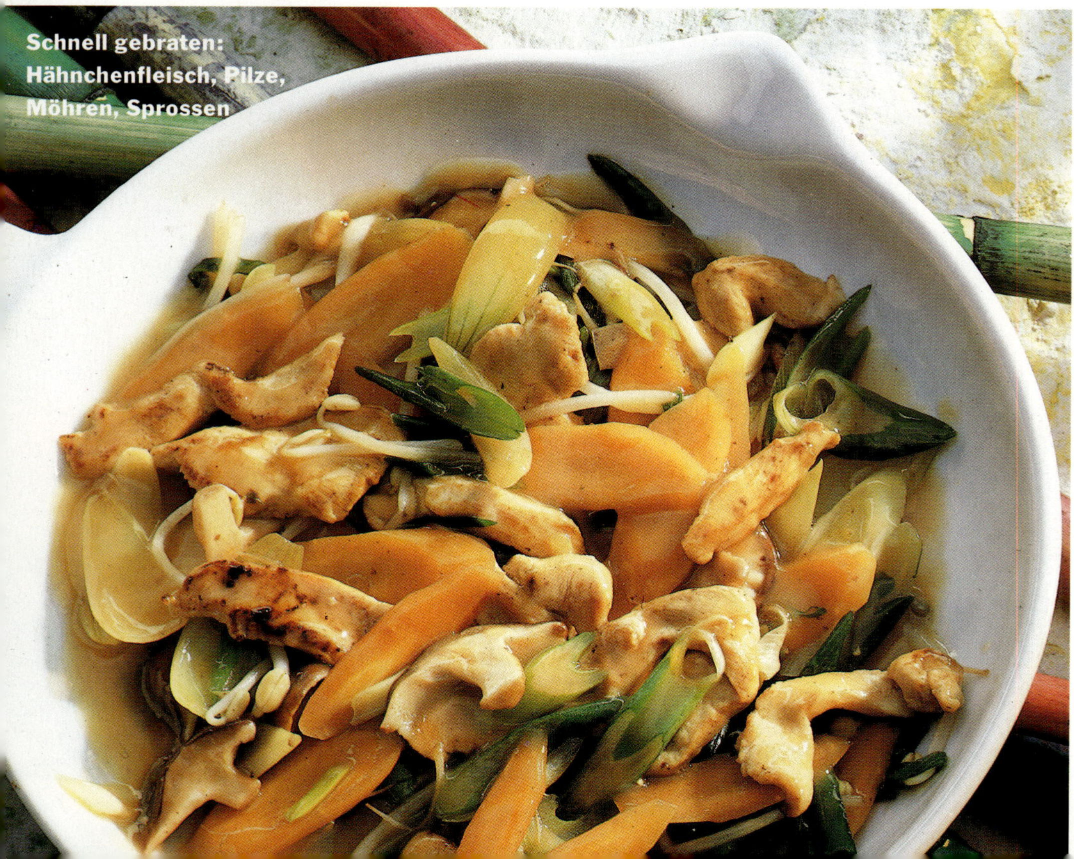

Schnell gebraten: Hähnchenfleisch, Pilze, Möhren, Sprossen

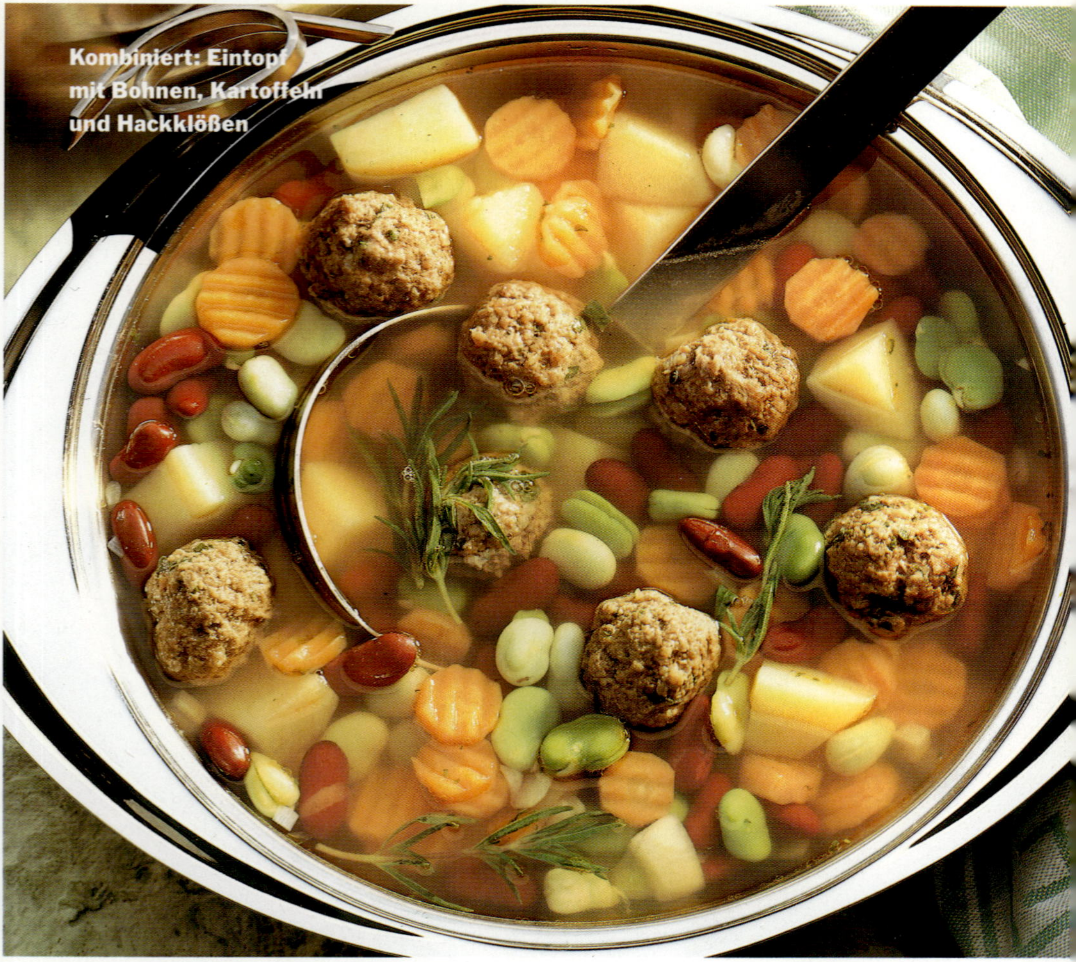

Kombiniert: Eintopf mit Bohnen, Kartoffeln und Hackklößen

2 EL Öl
½ l Gemüsebrühe
150 g gemischtes Hack
Salz; Pfeffer
½ TL getr. Thymian
1 Dose rote Bohnen (255 g)
200 g tiefgefrorene dicke Bohnen
1 Bund Bohnenkraut

Zwiebel abziehen, würfeln. Möhren und Kartoffeln schälen, waschen und kleinschneiden. Mit den Zwiebeln im heißen Öl andünsten. Brühe zugeben und 5 Minuten garen. Hack mit Salz, Pfeffer und Thymian verkneten. 10 kleine Klöße formen. Zusammen mit den roten und den aufgetauten dikken Bohnen in die Brühe geben. Weitere 10 Minuten garen. Bohnenkraut hacken und drüberstreuen.

Pro Portion ca.
640 Kalorien/2688 Joule;
ca. 60 mg Cholesterin

Gemüse und Obst: Alle pflanzlichen Nahrungsmittel enthalten kein Cholesterin, liefern dafür aber Mineralstoffe, Vitamine und vor allem auch Ballaststoffe. Und gerade die unverdaulichen Bestandteile – Zellulose, Pektine, Fasern – wirken günstig auf den Cholesterinspiegel. Sie quellen nämlich im Darm, nehmen dabei Cholesterin auf und transportieren es aus dem menschlichen Körper.

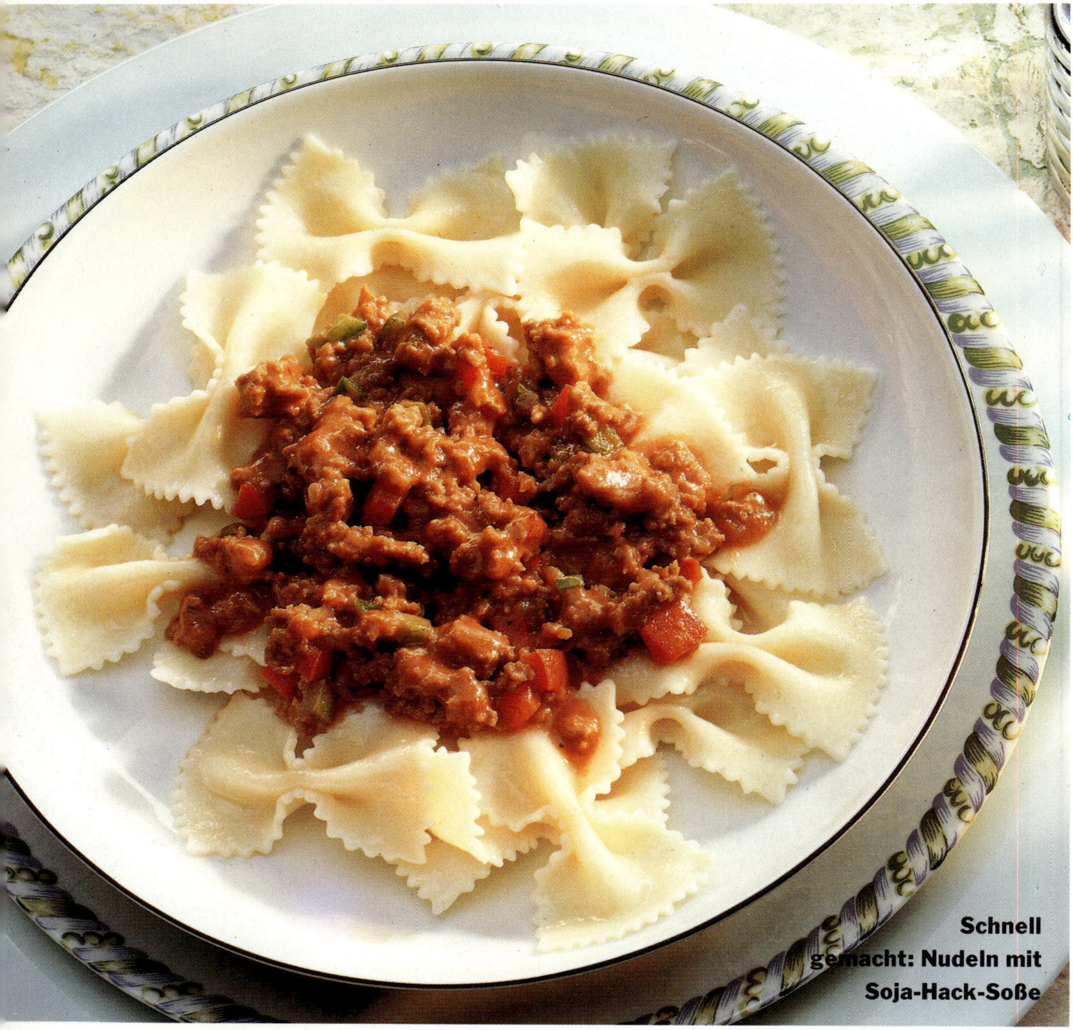

Schnell gemacht: Nudeln mit Soja-Hack-Soße

Nudeln mit Hacksoße

(2 Portionen)

200 g Hartweizennudeln ohne Ei (z. B. Farfalle), Salz
½ Packung Fertigmischung nach Hackfleisch-Art (100 g; Sojaprodukt; im Reformhaus)
180 ml warmes Wasser
1 Zwiebel
je 1 rote und grüne Paprikaschote (300 g), 2 EL Öl
¼ l Gemüsebrühe, Pfeffer
3 EL Vollmilchjoghurt (75 g)

Nudeln in Salzwasser garen. Für die Soße Fertigmischung mit Wasser anrühren und 10 Minuten quellen lassen. Zwiebel abziehen, würfeln. Paprika putzen, waschen und kleinschneiden. Fertigmischung im heißen Öl anbraten. Zwiebeln, Paprika und Brühe zufügen und 5–8 Minuten garen. Mit Salz und Pfeffer würzen. Joghurt einrühren. Soße zu den Nudeln servieren.

Pro Portion ca.
670 Kalorien/2814 Joule;
ca. 5 mg Cholesterin

Wirsingrouladen

(2 Portionen)

6 Wirsingkohlblätter
250 g Hähnchenbrustfilet
je 1 Bund Thymian und Majoran, 2 EL Haferflocken
Salz, Pfeffer aus der Mühle
1 Dose Schältomaten (450 ml)

Wirsingblätter in kochendem Salzwasser 2 Minuten blanchieren. Hähnchenbrust würfeln, in der Küchenmaschine pürieren. Feingehackte Kräuter, Haferflocken und Gewürze zufügen, mischen. Auf den Wirsingblättern verteilen, aufrollen und zusammenstecken. Tomaten mit Saft pürieren und mit Salz und Pfeffer würzen. Die Rouladen darin bei mittlerer Hitze 10–15 Minuten garen. Beilage: Salzkartoffeln.

Pro Portion ca.
260 Kalorien/1092 Joule;
ca. 75 mg Cholesterin

Soja: Die Wunderbohne ist für – fast – alles gut. Aus ihr werden Tofu (Sojaquark), Mehl und Nudeln, aber auch Sojafleisch gemacht, das sich wie normales Hackfleisch, z. B. für Füllungen oder Nudelsoße, verwenden läßt. Der große Vorteil von Sojaprodukten: Sie enthalten kein Cholesterin.
Übrigens: Auch wer einen zu hohen Cholesterinspiegel hat, muß nicht ganz auf Eier verzichten. Ein bis zwei pro Woche sind erlaubt. Allerdings sollten Sie nur gekochte Eier essen. Beim Braten bildet sich oxidiertes Cholesterin, und das fördert die Arterienverkalkung ganz besonders.

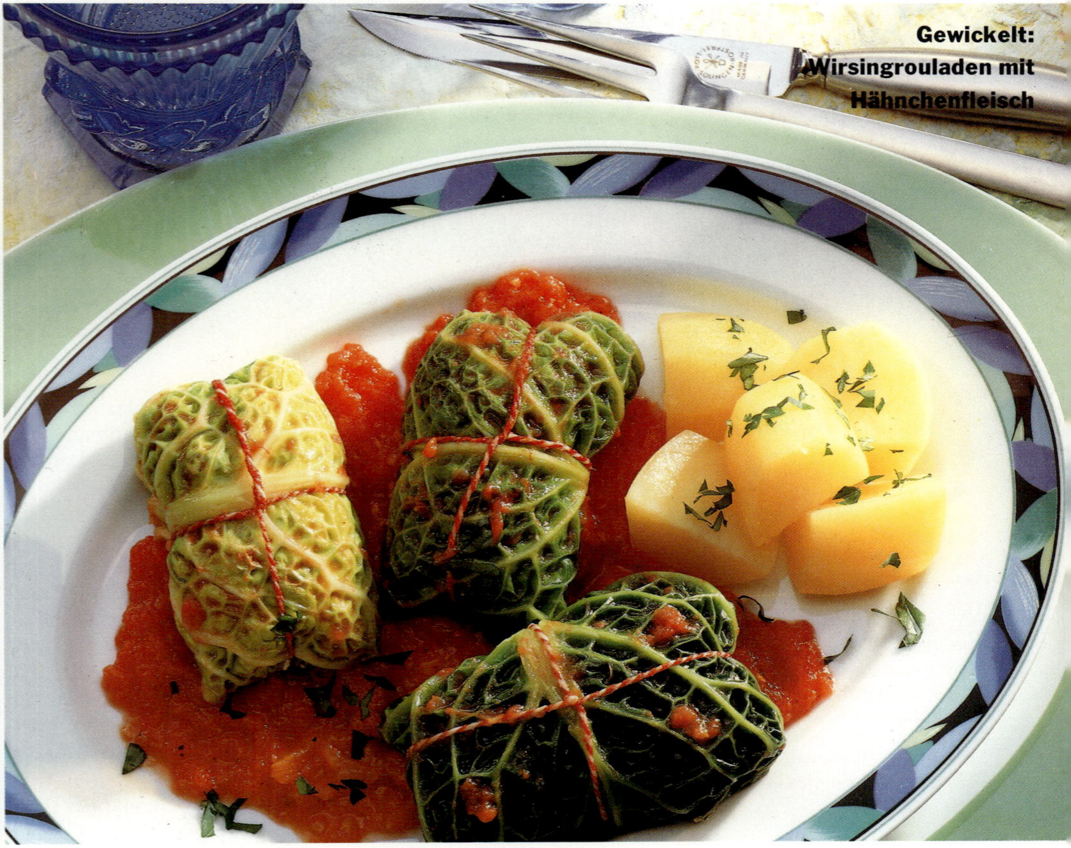

Gewickelt: Wirsingrouladen mit Hähnchenfleisch

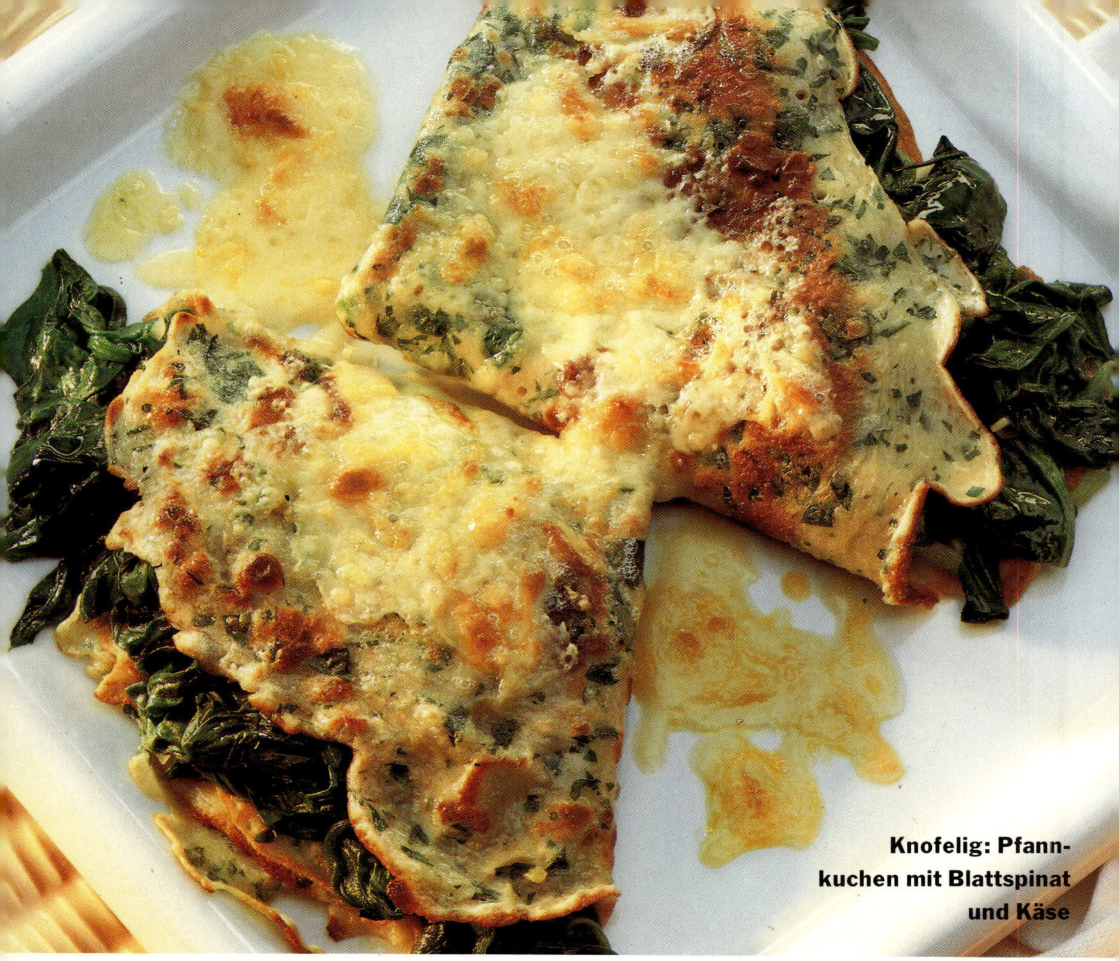

Knofelig: Pfannkuchen mit Blattspinat und Käse

Pflanzenöle: Alle sind cholesterinfrei und bestehen bis zu 80 Prozent aus mehrfach ungesättigten Fettsäuren, die den Gesamt-Cholesterinspiegel senken. Ausnahme: Olivenöl. Es enthält überwiegend Ölsäure, die das »gute« HDL-Cholesterin im Blut erhöht. Weil sich die wertvollen Fettsäuren beim Erhitzen verändern, gilt vor allem für kaltgepreßtes Öl: möglichst kalt, also für Salat oder Marinade verwenden. Zum Braten reicht einfaches Öl.

Überbackene Pfannkuchen

(2 Portionen)

2 TL Ei-Ersatz (cholesterinfrei)
40 ml Wasser
1 Bund Petersilie
125 g Mehl (Type 1050)
½ TL Backpulver, 1 Prise Salz
knapp 200 ml Milch, 3 EL Öl
1 Zwiebel, 1 Knoblauchzehe
300 g frischer Spinat
Salz, Pfeffer
75 g Trenta (cholesterinfreier Käse)

Ei-Ersatz und Wasser mit dem Schneebesen des Handrührgerätes verrühren. Petersilie hakken und mit Mehl, Backpulver, Salz und Milch zum Ei-Ersatz geben und verquirlen. In 2 EL heißem Öl nacheinander 4 Pfannkuchen backen, warm stellen. Für die Füllung Zwiebel und Knoblauch abziehen, würfeln. Spinat putzen, gründlich waschen, grob hacken. Mit Zwiebel und Knoblauch im restlichen Öl andünsten, würzen. Spinat auf den Pfannkuchen verteilen und zusammenklappen. Nebeneinander in eine flache Auflaufform legen.

Käse reiben, drüber streuen und im Backofen ca. 3 Minuten überbacken.

Pro Portion ca.
600 Kalorien/2520 Joule;
ca. 10 mg Cholesterin

TIP: Cholesterinfreies Eipulver (250-g-Paket) gibt's im Reformhaus (Sibylle-Diät). Oder Sie können es für 8,50 DM bestellen bei: Union Deutsche Lebensmittel GmbH, becel-Diät-Dotterfrei, Postfach 30 55 88, 2000 Hamburg 36.

Klopse mit Curry-Blumenkohl

(2 Portionen)

1 Zwiebel, 1 EL Paniermehl
Salz, Pfeffer
½ TL Kreuzkümmel
150 g gemischtes Hack
1 Banane, 1 Apfel (150 g)
2 EL Öl, 3 TL Currypulver
¼ l Gemüsebrühe
1 kleiner Blumenkohl (500 g)
½ Bund Schnittlauch

Zwiebel abziehen, würfeln. Mit Paniermehl und Gewürzen zum Hack geben. Gut vermengen und 10 kleine Klöße formen. Geschältes, zerkleinertes Obst im heißen Öl andünsten. Curry überstreuen, anrösten. Brühe zufügen, 5 Minuten garen, pürieren. Blumenkohl putzen, waschen und in Röschen zerteilen. Mit den Klößchen in der Soße ca. 15 Minuten garen. Schnittlauchröllchen darüber streuen. Dazu schmeckt Reis.

Pro Portion ca.
450 Kalorien/1890 Joule;
ca. 60 mg Cholesterin

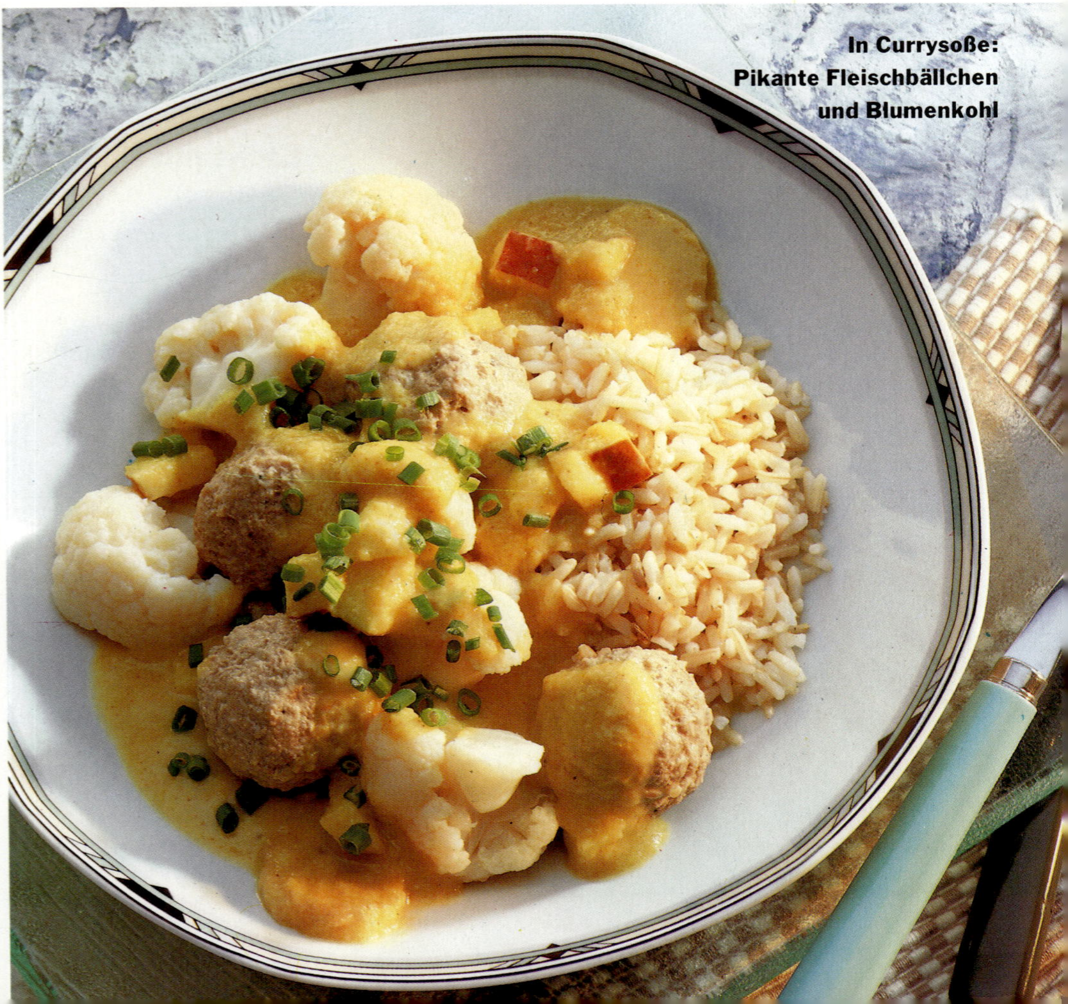

In Currysoße: Pikante Fleischbällchen und Blumenkohl

Kartoffelrösti mit Pilzgemüse

(2 Portionen)

Für die Rösti:

300 g Kartoffeln
2 EL kernige Haferflocken
1 Eiweiß, Salz, Pfeffer
Öl zum Braten

Für das Pilzgemüse:

je 150 g Champignons und Austerpilze, 1 Bund Lauchzwiebeln, 1 EL Öl
1 Becher Vollmilchjoghurt
Salz, Pfeffer, 1 Bund Petersilie

Kartoffeln schälen, grob raspeln. Mit Haferflocken, Eiweiß und Gewürzen verrühren. Im heißen Öl nacheinander 6 kleine Rösti braten. Pilze säubern und kleinschneiden. Lauchzwiebeln putzen, in Ringe schneiden. Beides im heißen Öl braten. Joghurt unterrühren, würzen. Gehackte Petersilie darüber streuen. Pilzgemüse zu den Rösti essen.

**Pro Portion ca.
450 Kalorien/1890 Joule;
ca. 10 mg Cholesterin**

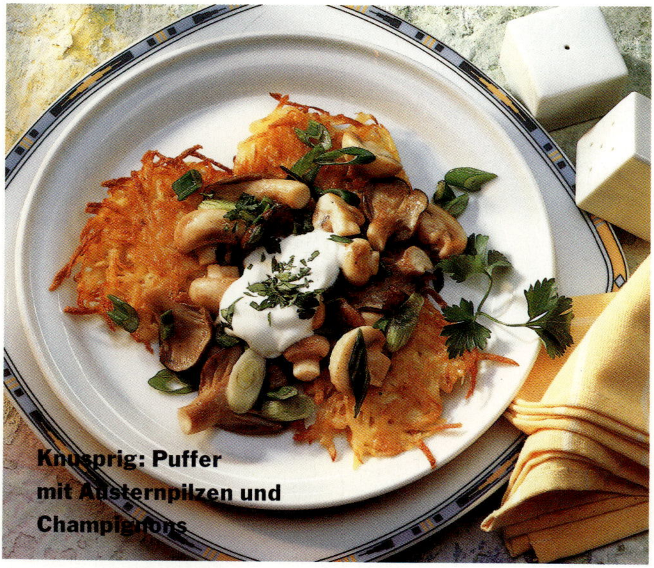

Knusprig: Puffer mit Austernpilzen und Champignons

Hafer: In dem Getreidekorn stecken wasserlösliche Ballaststoffe, die das Cholesterin im Darm mit einem dünnen Film umschließen. Dadurch kann es vom Körper nicht mehr verwertet werden.

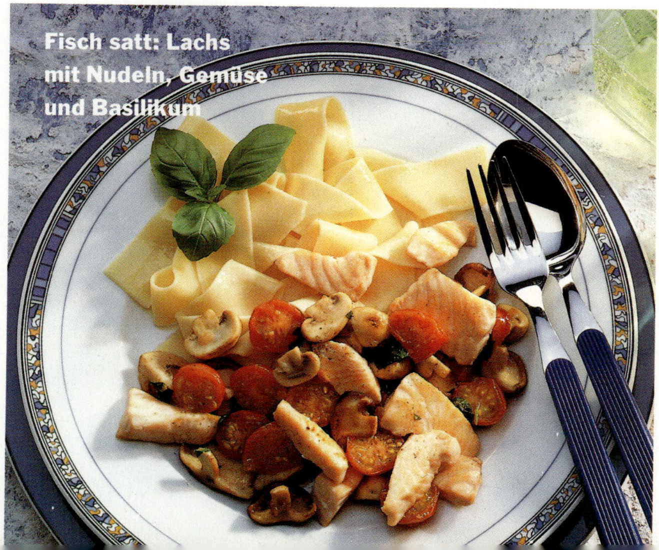

Fisch satt: Lachs mit Nudeln, Gemüse und Basilikum

Lachs mit Nudeln

(2 Portionen)

200 g Hartweizennudeln ohne Ei
1 Zwiebel
1 Knoblauchzehe
je 100 g Champignons und Shiitakepilze
200 g Kirschtomaten
300 g Lachsfilet
2 EL Öl
50 ml Weißwein
Salz, Pfeffer aus der Mühle
Zitronensaft
1 Bund Basilikum

Nudeln in Salzwasser garen. Zwiebel und Knoblauch abziehen, fein würfeln. Champignons und Shiitakepilze mit einem Pinsel säubern, eventuell zerkleinern. Kirschtomaten waschen, halbieren. Lachs abspülen, trockentupfen und in Würfel schneiden. Im heißen Öl unter Wenden anbraten. Herausnehmen und warm stellen. Zwiebel und Knoblauch andünsten, Pilze mitbraten.

Wein angießen. Tomaten und Fisch zufügen. Mit Salz, Pfeffer und Zitronensaft abschmekken. Basilikumblätter hacken, darüber streuen. Über die Nudeln geben.

Pro Portion ca.
810 Kalorien/3402 Joule;
ca. 50 mg Cholesterin

Rotbarsch mit Kräuterkruste

(2 Portionen)

300 g Pellkartoffeln
300 g Rotbarschfilet
1 Paket tiefgefrorener Blattspinat (300 g), Saft ½ Zitrone
Salz, Pfeffer aus der Mühle
je 1 Bund Dill und Petersilie
2 Scheiben Hafer-Knäckebrot
100 g Trenta (cholesterinfreier Käse), Salz, Pfeffer, 5 EL Milch

Kartoffeln pellen, in Scheiben schneiden. Fisch abspülen, mit Salz, Pfeffer und Zitronensaft einreiben. Kartoffeln und aufgetauten Spinat in eine Auflaufform schichten. Fisch darauf legen. Für die Kruste Kräuter, Knäckebrot und Käse im Universalzerkleinerer zerkleinern. Gewürze und Milch unterrühren. Kräutermasse auf dem Fisch verteilen. Im Backofen (E-Herd: 200 Grad; Gasherd: Stufe 3) 30–35 Minuten garen.

Pro Portion ca.
510 Kalorien/2142 Joule;
ca. 90 mg Cholesterin

Seefisch: Lachs, Rotbarsch, Makrelen & Co. enthalten sogenannte Omega-3-Säuren. Das sind hochungesättigte Fettsäuren, die den zu hohen Blutcholesterinspiegel senken. Essen Sie deshalb zweimal Fisch pro Woche.

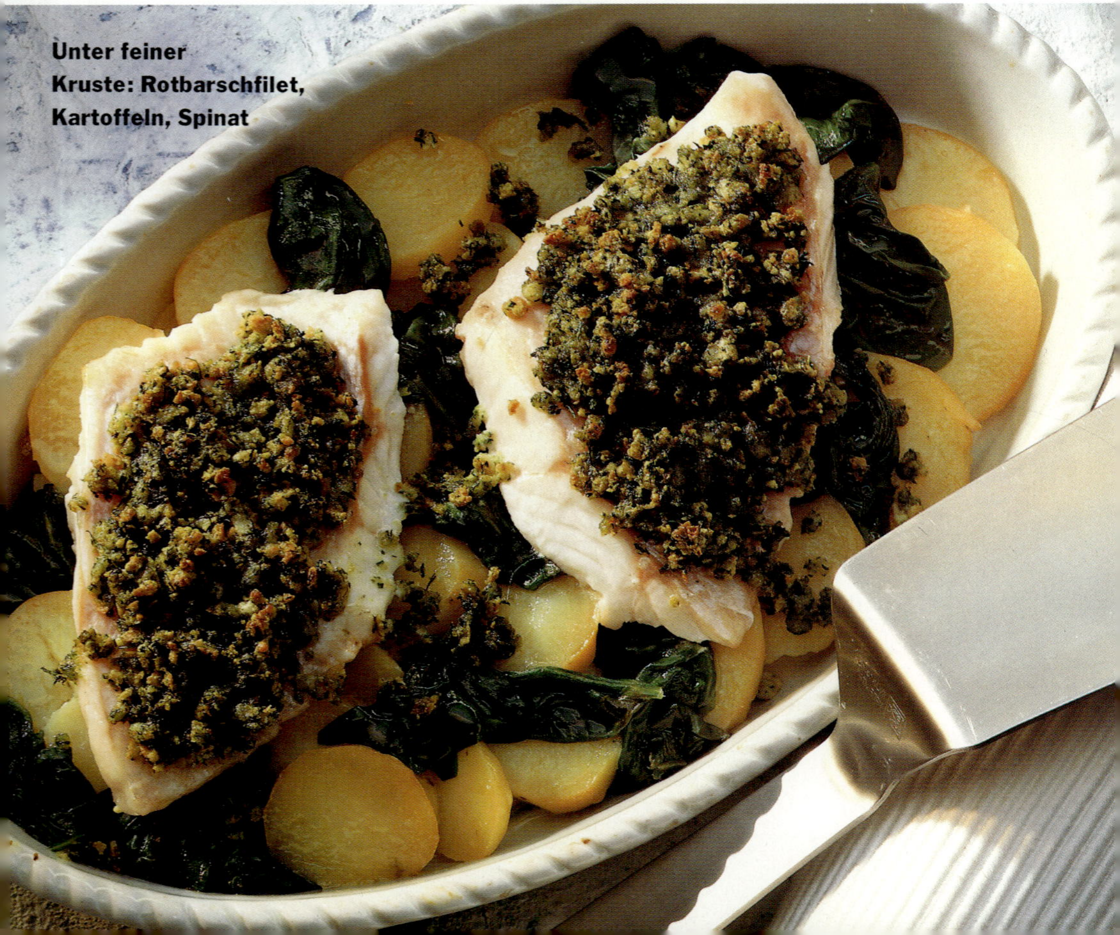

Unter feiner Kruste: Rotbarschfilet, Kartoffeln, Spinat

Wieviel Cholesterin steckt in welchen Nahrungsmitteln

	Brot, Kuchen, Gebäck	Milch und Milchprodukte	Fleisch, Geflügel, Wild	Wurst- und Fleischwaren	Fisch, Krusten-, Schalentiere	Obst und Gemüse
1 kein Cholesterin (0 mg)	Brot, Brötchen, Kleieplätzchen, Vollkornkekse, Chips, Salzstangen					alle Obst- und Gemüsesorten, Wild- und Zuchtpilze, Hülsenfrüchte, Trockenobst, Nüsse, Kräuter
2 sehr niedriger Cholesteringehalt (bis 20 mg/100 g)		Roh- und Vorzugsmilch, fettarme Milch (1,5% Fett), Magermilch (0,1–0,3%), Buttermilch, Dickmilch, Joghurt (3,5% Fett), Magerquark				
3 niedriger Cholesteringehalt (21–50 mg/100 g)	Hefegebäck, Kleingebäck (Kekse), Obstkuchen (mit Hefe- und Rührteig), Rührkuchen, Vollkornbutter-Kekse	Sahnedickmilch (10% Fett), Sahnejoghurt (10% Fett), Speisequark (20%), Sahnequark (40%), Kondensmilch		becel - Leberwurst, Du darfst-Salami, Teewurst (becel, natreen), Hähnchenfleisch in Aspik, Putenfleisch-Aspik	Heilbutt, Lachs, Lengfisch, Rotbarsch, Kabeljau, Seelachs	
4 mittlerer Cholesteringehalt (51–100 mg/100 g)	Zwieback, Blätterteig, -gebäck, Butterkekse, Obstkuchen mit Biskuitboden	Schlagsahne, Crème fraîche, Saure Sahne (18–24% Fett), Schmand	Kalbfleisch, Lammfleisch, Rindfleisch, Schweinefleisch, Ente, Gans, Truthahn, Pute, Wildgeflügel	Bierschinken, Bockwurst, Bratwurst, Cervelatwurst, Würstchen (Dose), Corned beef, gekochter Schinken, Teewurst	Forelle, Hering, Karpfen, Makrele, Schellfisch, Scholle	
5 hoher Cholesteringehalt (über 100 mg/100 g)	Biskuittortenböden, Rührkuchen, Sahnetorte, Käsesnacks	Crème double, Mascarpone	Wild (Hase, Hirsch, Reh), Innereien (Leber, Niere, Hirn)	roher Schinken, Leberwurst, Kalbsleberwurst	Aal, Sprotten, Austern, Hummer, Krabben (Garnelen), Miesmuscheln, Kaviar, Kaviar-Ersatz Tintenfisch	

Cholesterin-Tabelle

Nährmittel	Fett, Öle	Eier, Käse	Mayonnaise, Fertigsoßen	Soja-produkte	Süßwaren, Eis	Getränke
alle Getreidearten, Mehl, Müsli, Reis, Nudeln ohne Ei, Vollkornnudeln ohne Ei	Margarine, Halbfett-Margarine, pflanzliche Platten- und Fritierfette (z. B. Palmin, Biskin), alle Pflanzenöle	Eiweiß, Ei-Ersatz, Dotter-Frei, Trenta-Käse	Tomatenketchup, Tomatenmark, Meerrettich, Senf, Sojasoße, Worcestersoße	Tofu, Sojasoße, Sojamilch, Soja-Fertigdrinks, Sojabratlingsmischungen, Sojanudeln	Zucker, Honig, Ahornsirup, Obstdicksäfte, Marzipan, Nougat, Vollmilchschokolade, Lakritz, Soja-Eisriegel, Bonbons, Marmelade	Kaffee, Tee, Frucht- und Gemüsesäfte, Bier, Weiß- und Rotwein, Sekt, Spirituosen, Liköre, Limonade, Cola
		Hüttenkäse, Harzer (0,5% Fett), Schmelzkäse (10–20% Fett), Kochkäse (10–20% Fett), Schichtkäse (10–20% Fett)	Klare Brühe, Maggi-Würzsoße, Leichte Maynonnaise (20% Fett), Salatcreme		Negerküsse, Milchspeiseeis (3% Fett), Joghurteis, Sahnekaramellen	Cremeliköre, Milchshakes, Schoko- bzw. Kakaotrunk, Trinkjoghurt
		Frischkäse leicht, Camembert (30% Fett), Schnittkäse (30% Fett), Schafskäse (40% Fett), Mozzarella, Schmelzkäse (25–40% Fett)	Kräuterremoulade (50% Fett)		Eiscreme, Milchspeiseeis (6% Fett), Frucht-eiscreme	Sahnefruchtdickmilch
Eiernudeln (Spaghetti, Makkaroni etc.), Vollkornnudeln mit Eigehalt	Schweineschmalz, Gänseschmalz, Rindertalg	Brie (45–50% Fett), Camembert (45–50% Fett), Schnittkäse (40–50% Fett), Schmelzkäse (45–70% Fett)	Mayonnaise (50% Fett)		Sahneeis	
Nudeln mit erhöhtem Eigehalt	Butter, Halbfett-Butter, Butterschmalz, Kräuterbutter, Knoblauchbutter	Eier, Eigelb, Doppelrahmfrischkäse, Edelpilzkäse (70% Fett), Camembert (70% Fett)	Mayonnaise (80% Fett), Sauce Hollandaise, Aioli			Eierlikör, Eierdrinks (Flips)

Wollen Sie Ihr Immun

Ohne Essen und Trinken ver
Andererseits: Auch mit reichlicher,
wir uns umbringen – oder uns
Wie gut der Körper mit Krank
fertig wird, hängt also vom
seiner Selbstheilungskräfte

Dieses körpereigene Immunsystem
nicht selber Mangel leidet, Hilfe
durch ein geeignetes Immuntraining.
Ernährung als eine der wichtigsten
nen guten Grund: Mit den täglichen
zellen wichtige Aufbau- und Er
Enzyme und Mineralstoffe sorgen für

Mit unkontrolliertem Drauflosessen
Nahrung muß ausgewogen, in
einander abgestimmt sein. Die
Programm unserer Abwehrkräfte
die auf der näch

system stärken?

hungern wir an Leib und Seele.
aber falscher Ernährung können
mit der richtigen gesund essen.
heiten, insbesondere mit Infektionen,
Zustand seiner Abwehrstärke und
ab: vom Immunsystem

braucht, damit es intakt bleibt und
und Stärkung von außen, und zwar
Daß neben Abhärtung gerade die
Säulen der Immunkräfte gilt, hat sei-
Mahlzeiten führen wir den Abwehr-
neuerungsstoffe zu: Vitamine,
den nötigen Nachschub an Energie.

ist es natürlich nicht getan. Die
ihren Bestandteilen sorgfältig auf-
besten Rezepte für ein Trainings-
liefert Ihnen die neue Immun-Diät,
sten Seite beginnt.

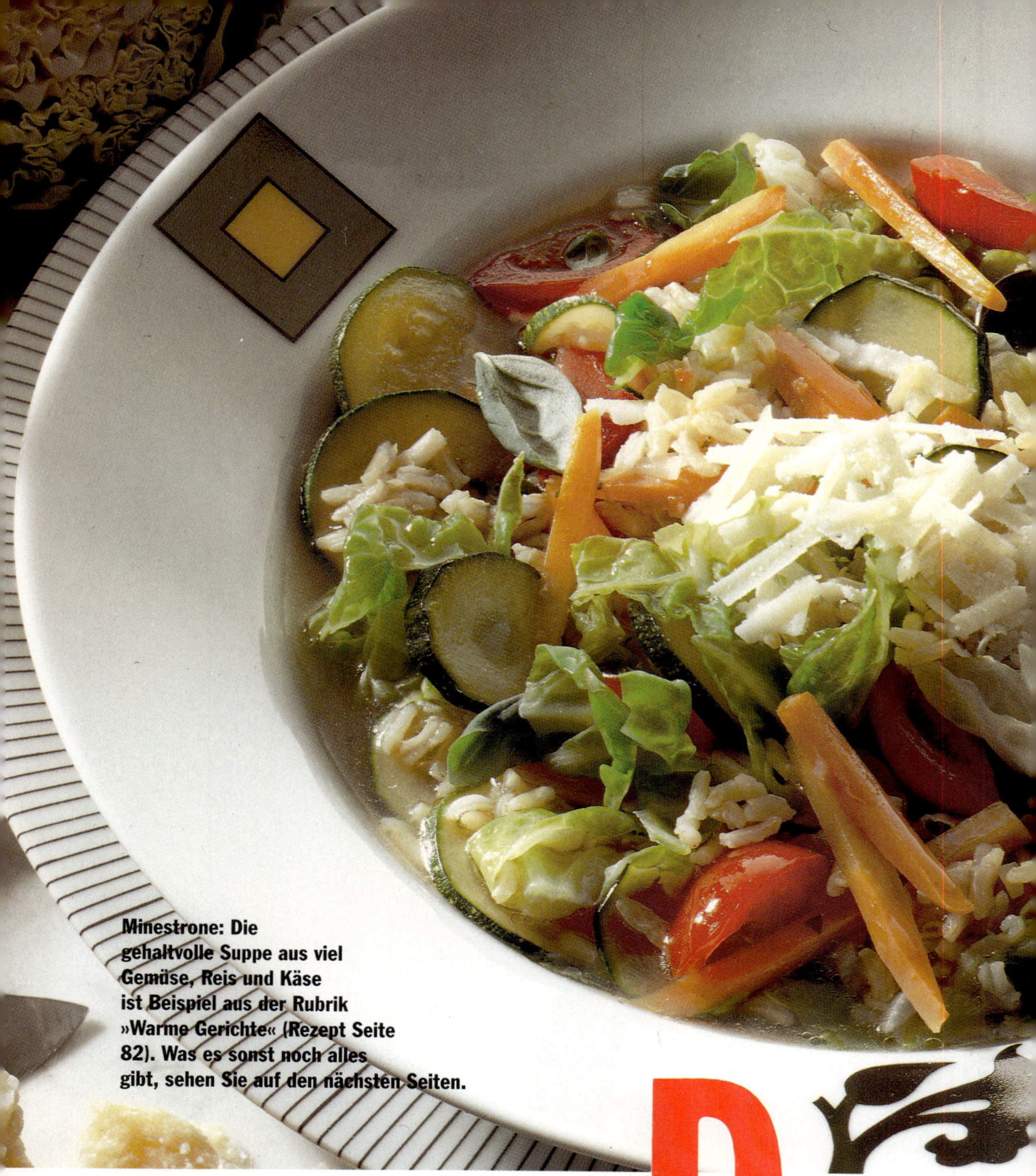

Minestrone: Die gehaltvolle Suppe aus viel Gemüse, Reis und Käse ist Beispiel aus der Rubrik »Warme Gerichte« (Rezept Seite 82). Was es sonst noch alles gibt, sehen Sie auf den nächsten Seiten.

FIT FÜR HERBST UND WINTER

DIE NEU

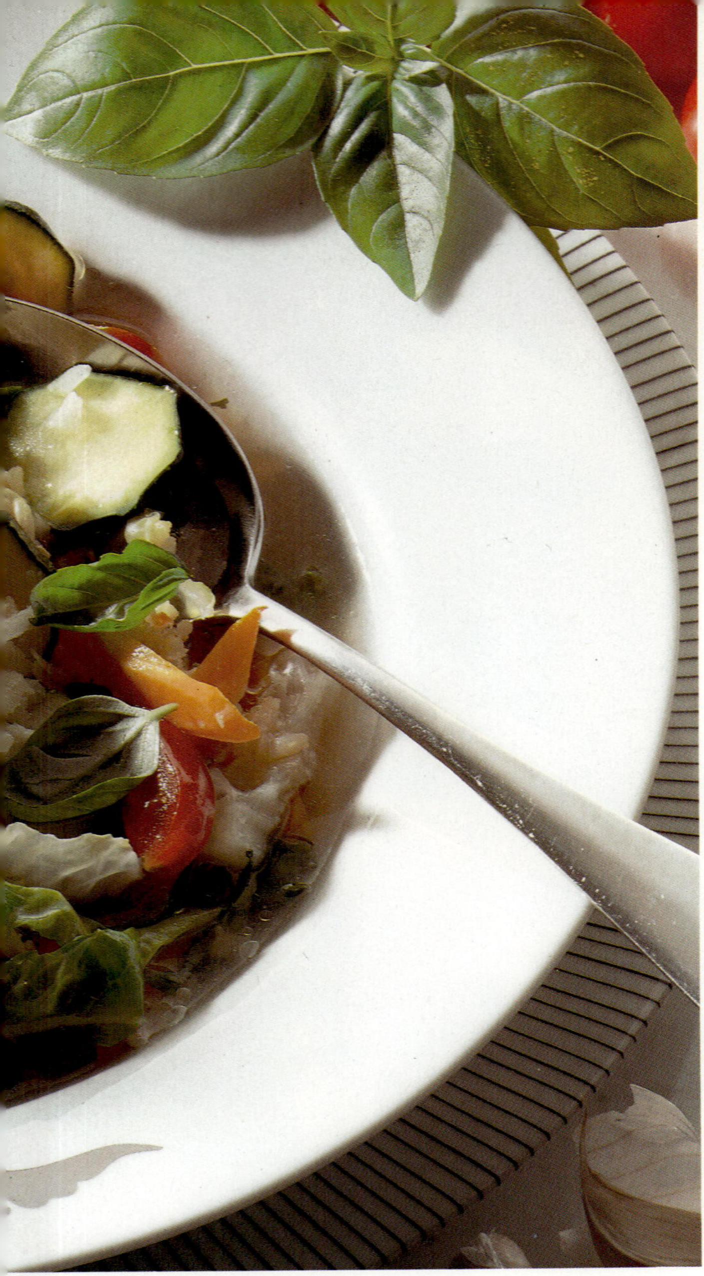

IMMUNSYSTEM: WAS IST DAS ÜBERHAUPT?

Ganz einfach ausgedrückt: Es fungiert als Gesundheitspolizei des Körpers. Es greift Krankheitserreger an und vernichtet sie. Aber damit unser Immunsystem richtig funktionieren kann, braucht es genügend Vitamine und Mineralstoffe. Welche, erfahren Sie auf den folgenden Seiten

MMUN-DIÄT

Im Herbst und Winter ist unser Immunsystem extrem gefordert. Grund genug, es gezielt zu kräftigen: mit gesunder Ernährung, die eine geballte Dosis an Vitaminen, Mineral- und Ballaststoffen liefert. Genau das tun unsere 20 Gerichte. Stellen Sie sich aus Frühstücken, warmen und kalten Mahlzeiten Ihren Tagesplan zusammen. 120 Kombinationen sind möglich. Das Tolle an dieser kulinarischen Kur: Man stärkt die körpereigenen Abwehrkräfte und kann auch noch abnehmen!

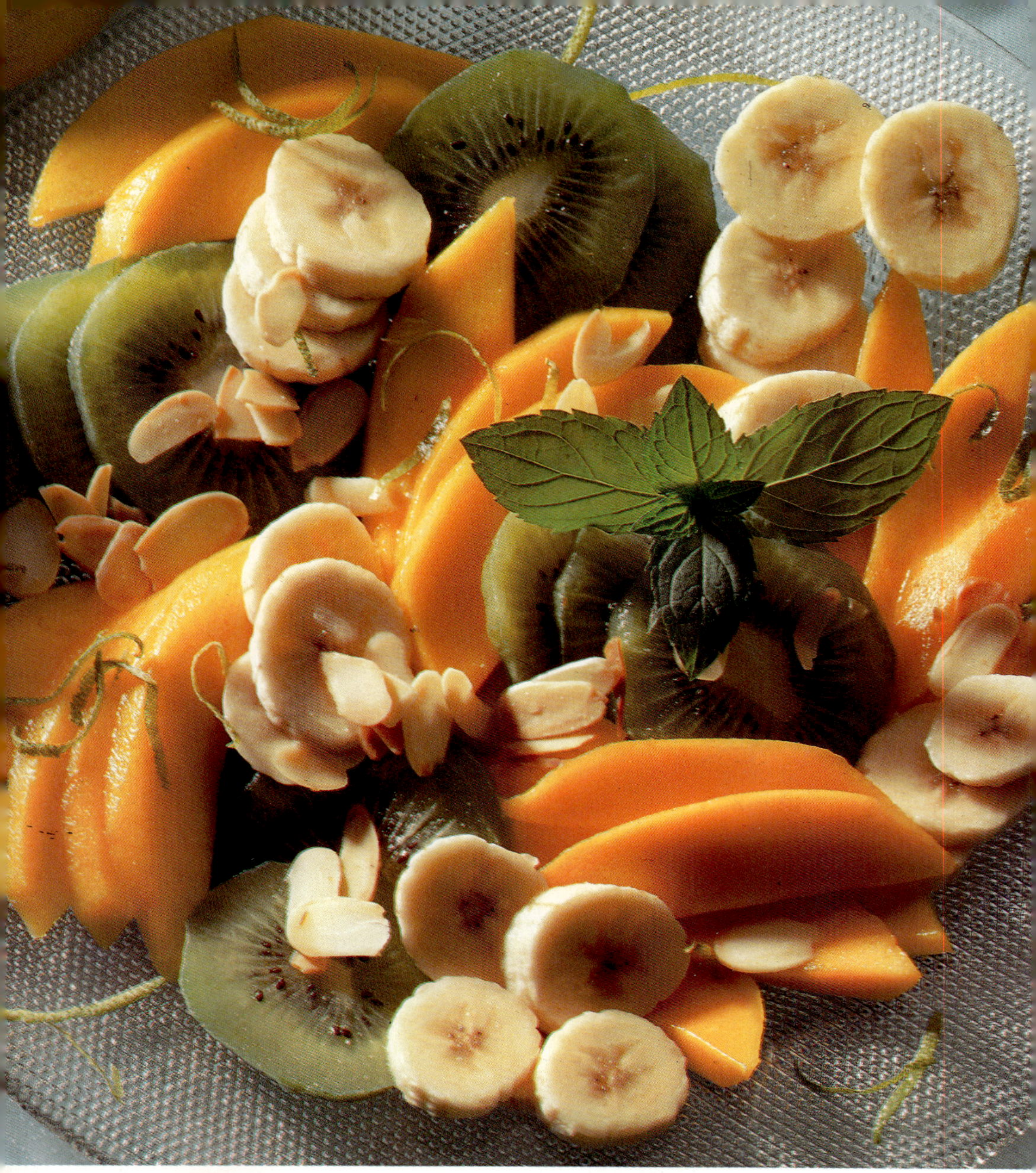

ROHKOST: GESUNDE VITAMINRIESEN

Reichlich Ballaststoffe und Vitamine satt – das liefern die knackfrisch zubereiteten Salate aus Gemüse, Sprossen und Obst

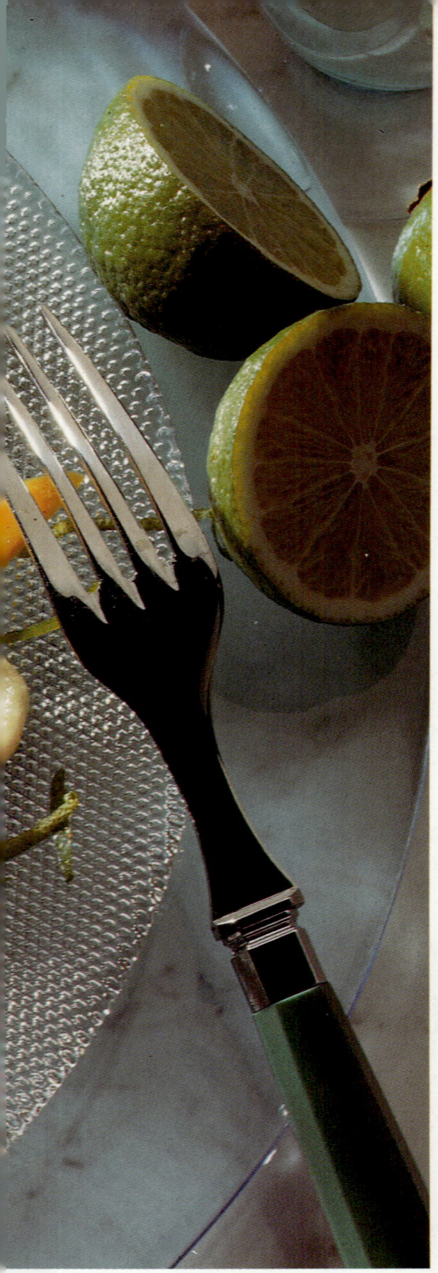

Exotischer Obstsalat (links): Er besteht aus Mango, Kiwi und Bananen. Bereits eine Kiwi deckt den Vitamin-C-Bedarf eines Erwachsenen. Mangos stecken voll Karotin (Pro-Vitamin-A). Bananen enthalten Serotonin (sorgt für gute Laune), Magnesium und Vitamin B_6 (beides stärkt die Nerven). Und genau die Kombination dieser drei Stoffe macht Bananen zum natürlichen Antistreßmittel

Bunter Salat mit Sprossen (unten): Er wird mit einer pikanten Marinade aus Weizenkeimöl und Obstessig angemacht. Weizenkeimöl besteht übrigens zu 66 Prozent aus mehrfach ungesättigten Fettsäuren und bringt 215 mg Vitamin E/ 100 ml. Ein Eßlöffel reicht aus, um den Tagesbedarf an Vitamin E zu decken. Diese und andere Rezepte finden Sie ab Seite 84

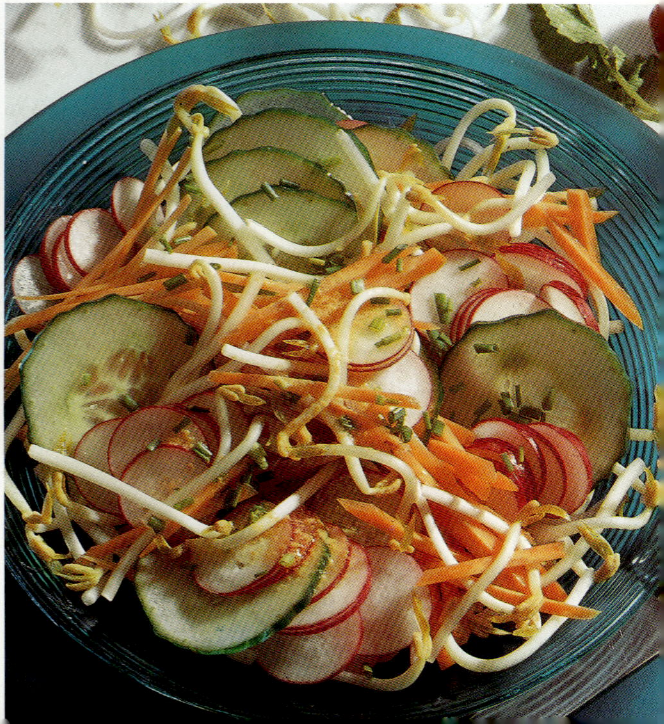

ROHKOST: GESUNDE VITAMINRIESEN

ROHKOST-SALATE

Obstsalat

(2 Portionen)

250 g Mango
2 Kiwis
2 Bananen
3–4 EL Limetten- oder Zitronensaft
1 EL Zucker
20 g Mandelblättchen

Die Früchte schälen und in Stücke schneiden. Limettensaft mit Zucker verrühren und darüber geben. Mandelblättchen in der Pfanne ohne Fett anrösten. Den Obstsalat damit bestreuen.

Pro Portion ca.
330 Kalorien/1386 Joule

Eine Portion deckt den Tagesbedarf an Vitamin A und Folsäure zur Hälfte, an Magnesium zu einem Drittel, den an Vitamin E zu einem Viertel. Der Vitamin-C-Bedarf ist mehr als doppelt gedeckt.

Bunter Salat mit Sprossen

(2 Portionen)

200 g Sojasprossen
2 Bund Radieschen
200 g Gurke
150 g Möhren
2–3 EL Obstessig
2 EL Weizenkeimöl
2 TL Senf, Salz, Pfeffer
1 Bund Schnittlauch

Sojasprossen mit kaltem Wasser abbrausen und abtropfen lassen. Radieschen putzen und waschen. Gurke waschen. Beides in Scheiben schneiden. Möhren schälen, waschen und grob raspeln. Essig, Öl, Senf und die Gewürze verrühren und über den Salat geben. Schnittlauch waschen, in Röllchen schneiden und darüber streuen.

Pro Portion ca.
240 Kalorien/1008 Joule

Eine Portion deckt den Tagesbedarf an Vitamin E und Folsäure. Der Bedarf an Vitamin A und C wird jeweils zu zwei Drittel gedeckt.

Fenchel-Rohkost

(2 Portionen)

400 g Fenchel
2 Äpfel (250 g)
50 g Rosinen
1 Becher Magerjoghurt (150 g)
1 EL Crème fraîche
1 EL Zitronensaft
1 EL Honig

Fenchel und Äpfel putzen, waschen und in Stücke schneiden. Mit den Rosinen vermen-

gen. Joghurt, Crème fraîche, Zitronensaft und Honig verrühren und über den Salatzutaten verteilen.
Pro Portion ca.
300 Kalorien/1260 Joule

Eine Portion deckt den Tagesbedarf an Vitamin A, E, C und Folsäure, den an Eisen, Magnesium und Vitamin B_1 je zu einem Drittel.

Möhren-Zucchini-Rohkost

(2 Portionen)

250 g Möhren
200 g Zucchini
50 g Feldsalat
200 g Dickmilch (3,5% Fett)
2 TL Joghurt-Salatcreme
2 EL Zitronensaft
2 EL tiefgefrorene gemischte Kräuter
Salz, Pfeffer
2 EL Sonnenblumenkerne

Möhren schälen. Zucchini waschen und putzen. Beides in Stifte schneiden. Feldsalat putzen, waschen und gut abtropfen lassen. Dickmilch, Salatcreme, Zitronensaft und Kräuter verrühren. Mit den Salatzutaten mischen und mit Salz und Pfeffer abschmecken. Sonnenblumenkerne in einer Pfanne ohne Fett anrösten. Den Rohkostsalat damit bestreuen.
Pro Portion ca.
320 Kalorien/1344 Joule

Eine Portion deckt den Tagesbedarf an Vitamin A, den an Vitamin B_1 zu zwei Drittel; an Vitamin E und Magnesium je zur Hälfte; an Eisen, Vitamin C und Folsäure jeweils zu einem Drittel.

Rote-Bete-Rohkost

(2 Portionen)

250 g Rote Bete
250 g Sellerie
2 Orangen
2 EL Essig
2 EL Nußöl
Salz, Pfeffer, Zucker
20 g Walnußkerne

Rote Bete und Sellerie schälen, waschen und grob raspeln. Orangen schälen und in Stücke schneiden. Essig, Öl und Gewürze verrühren. Über die Salatzutaten gießen und 10 Minuten durchziehen lassen. Walnußkerne hacken und darüber streuen.
Pro Portion ca.
300 Kalorien/1260 Joule

Eine Portion deckt jeweils Dreiviertel des Tagesbedarfs der Vitamine E, C und Folsäure (B-Vitamin).

VITAMINE: DIE RADIKALEN-FÄNGER

Der Mensch ist ständig Umweltgiften ausgesetzt, und die lassen im Körper die sogenannten Freien Radikalen entstehen. Das sind aggressive Teilchen, die Zellen und somit auch das Immunsystem schädigen. Vor allem die Vitamine A, C und E können Freie Radikale neutralisieren. Gleichzeitig aktivieren sie auch noch die Bildung von Antikörpern. Außerdem unterstützen Vitamin C und E andere lebenswichtige Nährstoffe. So fördert Vitamin C die Eisenaufnahme und verhindert z. B. die Bildung krebserregender Nitrosamine. Und Vitamin E schützt die hochungesättigten Fettsäuren in Ölen.

Weizenvollkornbrot mit Schnittlauch (unten): Dazu gibt's ein gekochtes Ei. Vollkornbrot zählt zu den besten Ballaststoff- und B-Vitamin-Lieferanten. Schnittlauch sorgt für reichlich Eisen. Und das gekochte Ei bringt hochwertige Proteine und das Hautvitamin A. Diese und andere Rezepte für die Frühstücke finden Sie ab Seite 88

Frischkornbrei mit Himbeeren, Kiwi und Joghurt (rechts): Die frisch geschroteten Weizenkörner liefern wichtige B-Vitamine, vor allem Folsäure. Das Obst bringt reichlich Vitamin C (über 150 mg). Außerdem aktivieren die im Joghurt enthaltenen Milchsäurebakterien die Verdauung und sorgen für eine gesunde Darmflora

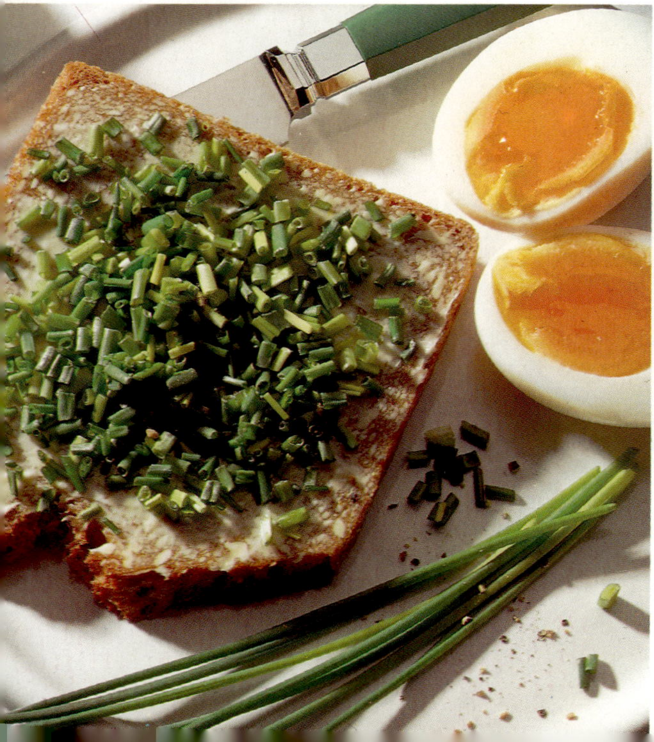

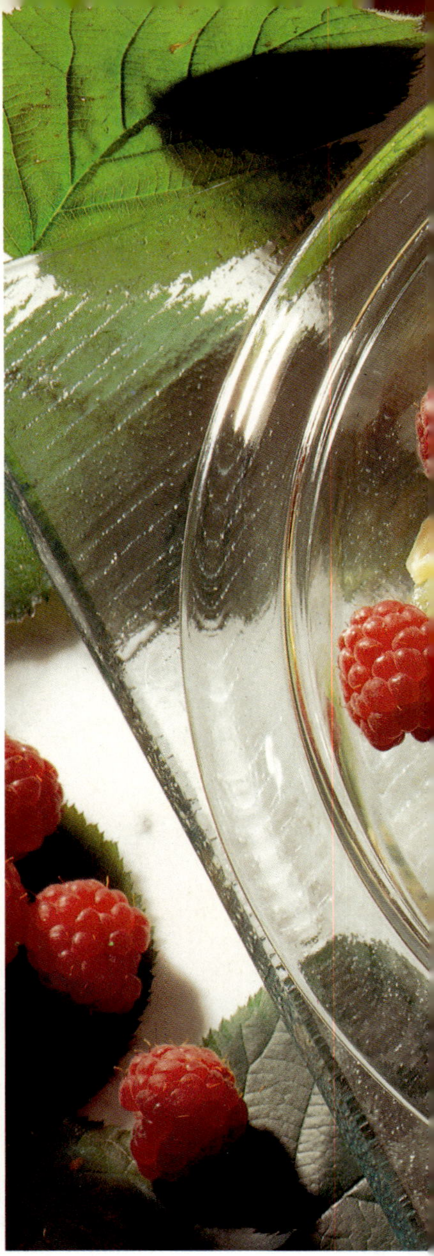

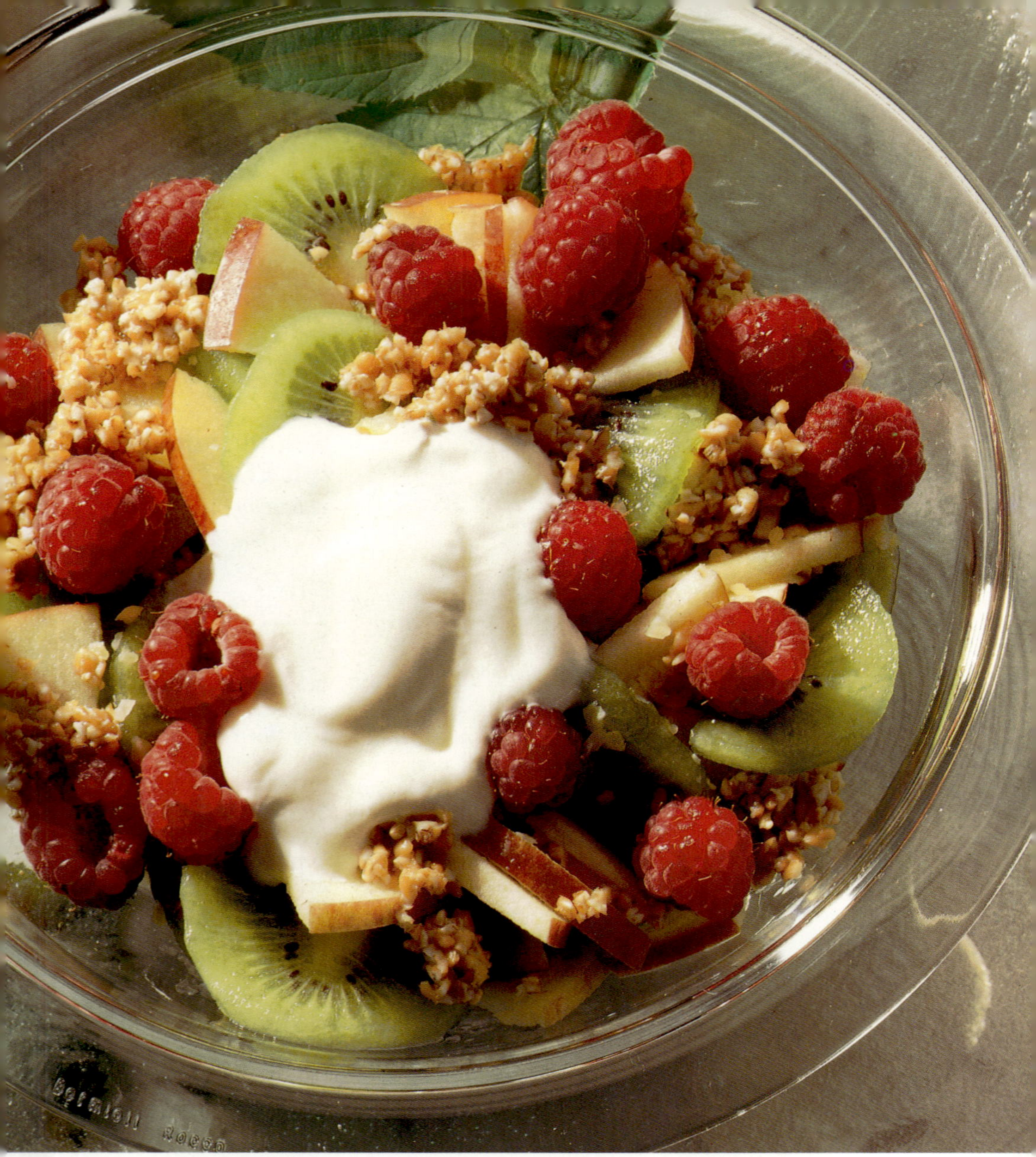

Machen selbst Morgenmuffel wieder munter: fruchtige Müsli und kernige Brote mit Quark, Wurst, Eiern und Kräutern

FRÜHSTÜCKE: FEINE FITMACHER

FRÜHSTÜCKE: FEINE FITMACHER

FRÜHSTÜCKE

Frischkornbrei mit Obst

(1 Portion)

30 g Weizenkörner (gibt's im Reformhaus)
3 EL Wasser
1 Kiwi
1 kleiner Apfel (125 g)
100 g tiefgefrorene Himbeeren
2 TL gehackte Mandeln
1 Becher Vollmilchjoghurt (150 g)

Weizenkörner am Abend vorher schroten, mit Wasser vermischen und zugedeckt im Kühlschrank über Nacht quellen lassen. Kiwi schälen. Apfel abwaschen. Beides in kleine Würfel schneiden. Aufgetaute Himbeeren, Mandeln und Joghurt zufügen und alles miteinander vermengen.

Pro Portion ca.
400 Kalorien/1680 Joule

Eine Portion deckt den doppelten Tagesbedarf an Vitamin C; den Tagesbedarf an Folsäure (B-Vitamin), Kalzium und Magnesium je zu einem Drittel und an Vitamin E zu einem Viertel.

Schnittlauchbrot mit Ei

(1 Portion)

2 Scheiben Weizenvollkornbrot (à 45 g)
1 TL Margarine
1 Bund Schnittlauch
1 gekochtes Ei

Brote mit Fett bestreichen. Schnittlauch in feine Röllchen schneiden und darauf verteilen. Ei dazu essen.

Pro Portion ca.
450 Kalorien/1890 Joule

Eine Portion deckt jeweils ein Drittel des Tagesbedarfs an Folsäure, Magnesium und Zink. Der Bedarf an Selen und Kalzium wird jeweils zur Hälfte gedeckt.

Kefir mit Früchten

(1 Portion)

1 Birne (150 g)
1 Orange (140 g mit Schale)
1 kleine Banane (150 g mit Schale)
1 EL Sonnenblumenkerne
150 g Kefir (3,5% Fett)
1 TL Zitronensaft

Birne waschen, Kerne entfernen. Orange und Banane schälen. Früchte zerkleinern und mit den Sonnenblumenkernen, Kefir und dem Zitronensaft vermengen.

Pro Portion ca.
470 Kalorien/1974 Joule

Eine Portion deckt den Tagesbedarf an Vitamin C; den an Vitamin E, B_1 und Magnesium zur Hälfte, von Folsäure zu drei Viertel.

Leberwurstbrötchen und Tomatenknäcke

(1 Portion)

1 Roggenbrötchen (50 g)
2 TL Butter
30 g magere Leberwurst
2 Scheiben Sesam-Knäcke
100 g Tomaten
1 Glas Möhrensaft (150 ml)

Das Brötchen durchschneiden. Beide Hälften mit 1 TL Butter und mit der Leberwurst bestreichen. Knäcke mit der restlichen Butter bestreichen. Tomaten in Scheiben schneiden und aufs Knäcke legen. Möhrensaft dazu trinken.

Pro Portion ca.
460 Kalorien/1932 Joule

Eine Portion deckt den Tagesbedarf an Vitamin A, den von Folsäure und Magnesium je zur Hälfte und den Eisenbedarf zu einem Drittel.

Paprika-Quark-Toast

(1 Portion)

100 g Quark (20% Fett)
1 TL Paprikamark
Salz, Pfeffer, Paprika
je 75 g gelbe und grüne Paprikaschote
2 Scheiben Vollkorn-Toast
1 Glas Multivitaminsaft (150 ml)

Quark, Paprikamark und Gewürze verrühren. Paprikaschoten putzen, waschen, würfeln und unter den Quark rühren. Brot toasten und mit dem Quark bestreichen. Den Saft dazu trinken.

Pro Portion ca.
400 Kalorien/1680 Joule

Eine Portion deckt den Tagesbedarf an Vitamin B_1. Der Bedarf an Folsäure (B-Vitamin), Vitamin C, E und A ist mehr als doppelt gedeckt.

BALLASTSTOFFE: DIE SAUBERMÄNNER

Sie kommen überwiegend in Früchten und Gemüse vor und sind unverdauliche Pflanzenfasern (z. B. Kleie in Getreide, Cellulose in Salat, Pektine im Obst). Ballaststoffe quellen im Darm auf und regulieren so die normale Darmfunktion. Außerdem umschließen sie Gift- und Fettstoffe, z. B. Cholesterin, und befördern sie aus dem Körper. Damit Ballaststoffe gut aufquellen können, brauchen sie viel Wasser. Reichlich Flüssigkeit unterstützt deshalb auch das Immunsystem. Trinken Sie daher mindestens 2 bis 2½ Liter täglich, am besten natriumarmes Mineralwasser und frische Säfte.

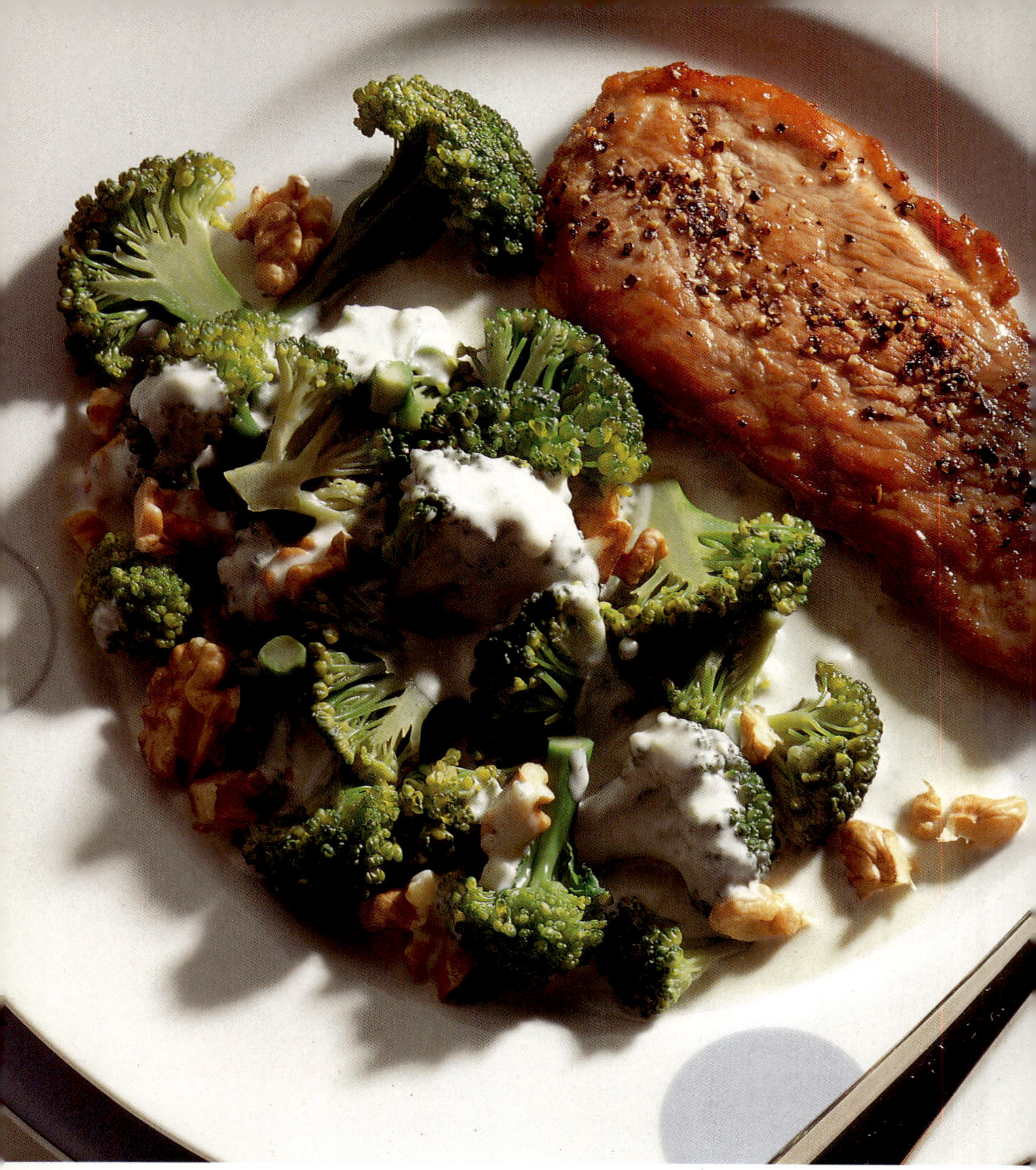

WARME GERICHTE: STARKE SATTMACHER

Lassen auch fleischliche Genüsse nicht zu kurz kommen: warme Hauptmahlzeiten mit saftigem Steak, Fisch und viel Gemüse

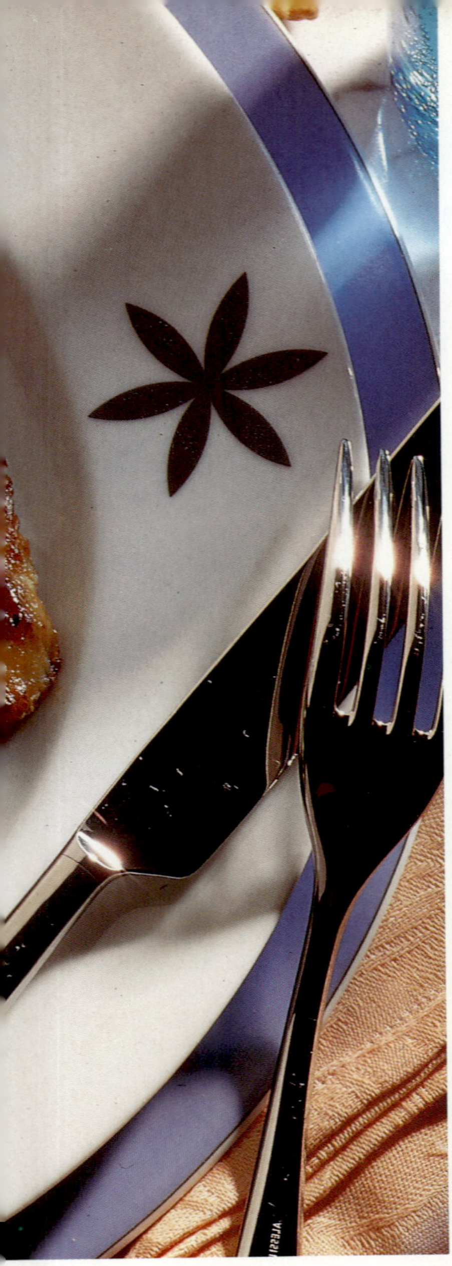

Schweineschnitzel mit Broccoli (links): Über das Gemüse kommt eine Käsesoße. Fleisch ist übrigens einer der besten Lieferanten für Eisen, Zink und Vitamin B_1. Durch die Kombination Fleisch und Gemüse werden viele Nährstoffe vom Körper besonders gut verwertet

Linsen-Ananas-Curry (unten): Es wird mit reichlich Knoblauch gewürzt. In der frischen Ananas steckt das Enzym Bromelin, das Eiweiß spaltet und dadurch die Verdauung unterstützt. Weil Bromelin durch Hitze zerstört wird, kommen die Ananasstücke erst ganz zum Schluß ins Curry und werden nur miterwärmt. Diese und andere Rezepte für die warmen Mahlzeiten finden Sie ab Seite 92

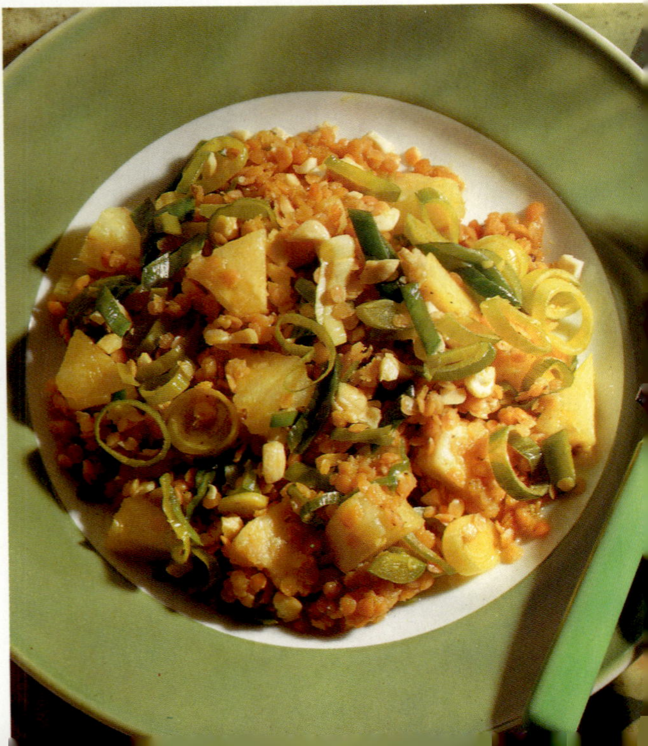

WARME GERICHTE: STARKE SATTMACHER

WARME MAHLZEITEN

Minestrone

(2 Portionen)

100 g Naturreis
¾ l Gemüsebrühe
1 Zwiebel (50 g)
2 Knoblauchzehen
150 g Wirsingkohl
125 g Möhren
100 g Zucchini
100 g Tomaten
Salz, Pfeffer
½ Bund Basilikum
2 EL Weizenkeimöl
100 g geriebener Parmesan

Reis in der Brühe 20 Minuten garen. Zwiebel, Knoblauch, Kohl, Möhren und Zucchini putzen, waschen und kleinschneiden. Zum Reis geben und weitere 20 Minuten garen. Tomaten waschen und würfeln. In die Suppe geben. Mit Salz, Pfeffer abschmecken. Basilikum waschen und hacken. Mit dem Öl in die Suppe geben. Käse darüber streuen.

Pro Portion ca.
550 Kalorien/2310 Joule

Eine Portion deckt den Tagesbedarf an Kalzium und Vitamin E; an Vitamin A zu drei Viertel; an Magnesium, Eisen und Selen je zu einem Drittel.

Schnitzel mit Broccoli

(2 Portionen)

2 Schweineschnitzel (à 150 g)
1 EL Öl
Salz, Pfeffer
400 g Broccoli
25 g Walnußkerne
75 ml Sahne
50 g Blauschimmelpilzkäse

Schnitzel im heißen Öl von beiden Seiten ca. 5 Minuten braten, mit Salz und Pfeffer würzen. Broccoli putzen, waschen und in Salzwasser 5 Minuten garen. Nüsse halbieren. Sahne mit Käse etwas einkochen lassen. Nüsse zufügen. Soße über den Broccoli gießen. Die Schnitzel dazu essen.

Pro Portion ca.
640 Kalorien/2688 Joule

Eine Portion deckt den Tagesbedarf an Vitamin A, B_1, C und Folsäure; an Zink und Magnesium zu einem Drittel; an Eisen zu einem Viertel.

Hirse-Pilz-Risotto

(2 Portionen)

100 g Hirse
2 Zwiebeln (100 g)
1 Knoblauchzehe
250 g Möhren
250 g Champignons
3 EL Öl
¼ l Gemüsebrühe
3 EL Crème fraîche
Salz, Pfeffer
1 Bund Petersilie
50 g geriebener Käse,
z. B. Emmentaler

Hirse heiß abspülen und abtropfen lassen. Zwiebeln und Knoblauch abziehen und würfeln. Möhren schälen, Pilze putzen. Beides kleinschneiden. Gemüse im heißen Öl andünsten. Hirse und Brühe zufügen und ca. 20 Minuten garen. Crème fraîche einrühren und mit Salz und Pfeffer würzen. Petersilie hacken und unterrühren. Den geriebenen Käse darüber streuen.

Pro Portion ca.
600 Kalorien/2520 Joule

Eine Portion deckt den Tagesbedarf an Vitamin A; an Vitamin E zur Hälfte; an Eisen, Kupfer, Kalzium und Magnesium je zu einem Drittel.

Linsen-Ananas-Curry

(2 Portionen)

200 g Linsen
250 g Porree
2 EL ÖL

1 EL Currypulver
350 g frische Ananas
25 g Cashewkerne
1 Knoblauchzehe
Salz, Pfeffer

Linsen über Nacht in $3/4$ l Wasser einweichen. Porree putzen, waschen und in feine Ringe schneiden. Porree und Currypulver im heißen Öl kurz andünsten. Linsen mit Einweichwasser zufügen und ca. 40 Minuten garen. Ananas schälen und in feine Würfel schneiden. Cashewkerne hacken. Beides zugeben und kurz mit erhitzen. Knoblauch abziehen und ins Curry pressen. Mit Salz und Pfeffer abschmecken.

Pro Portion ca.
590 Kalorien/2478 Joule

Eine Portion deckt den Tagesbedarf an Vitamin B_1, Magnesium und Kupfer je zur Hälfte; den an Eisen und Zink jeweils zu einem Drittel.

Rotbarschfilet mit Paprika

(2 Portionen)

300 g Rotbarschfilet
100 g Lauchzwiebeln
je 1 rote und gelbe Paprika (250 g)
1 EL Margarine
½ Becher Schmand (100 g)
1 Becher Vollmilchjoghurt (150 g)
2 EL Paprikamark
Salz, Pfeffer
1 Bund glatte Petersilie
125 g Naturreis

Rotbarschfilet abspülen, trockentupfen. Lauchzwiebeln und Paprika putzen, waschen und kleinschneiden. Beides im heißen Fett kurz andünsten. Fisch mit Gemüse in eine gefettete Auflaufform geben. Schmand, Joghurt, Paprikamark und Gewürze verrühren und über dem Fisch verteilen. Im Backofen (E-Herd: 200 Grad; Gasherd: Stufe 3) 20–30 Minuten garen. Mit gehackter Petersilie bestreuen. Reis in Salzwasser 40 Minuten garen und dazu essen.

Pro Portion ca.
610 Kalorien/2562 Joule

Eine Portion deckt den Tagesbedarf an Vitamin C, Jod und Selen; den an Magnesium und Vitamin B_1 zur Hälfte; den an Vitamin A und Kalzium jeweils zu einem Viertel.

TIP: Statt Rotbarschfilet können Sie auch anderes Fischfilet nehmen, zum Beispiel Seelachs oder Scholle.

MINERALSTOFFE: DIE UNENTBEHRLICHEN HELFER

Besonders wichtig für das Immunsystem ist Zink. Denn ohne diesen Mineralstoff können rund 100 lebenswichtige Enzyme nicht aktiv werden. Außerdem bildet die Thymusdrüse ohne Zink nicht mehr genug Abwehrzellen und Antikörper. Anders ausgedrückt: Zinkmangel legt die körpereigene Abwehr weitgehend lahm! Der Mineralstoff Selen unterstützt u. a. die Wirkung von Vitamin E. Darüber hinaus schützt Selen vor giftigen Schwermetallen (Blei, Cadmium, Quecksilber) und anderen Umweltgiften, die unsere Abwehrkräfte ständig schwächen.

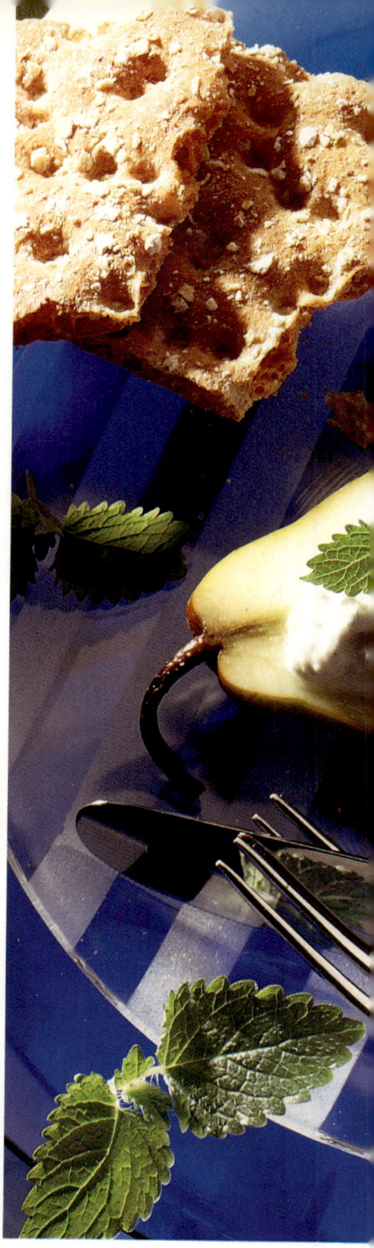

Schinkenbrot (unten): Es ist mit Tomate, Salatblättern und Kresse belegt. Wie alle frischen Kräuter enthält auch Kresse viel Vitamin C, ätherische Öle und Bitterstoffe. Und die bringen den gesamten Stoffwechsel wieder so richtig auf Trab. Diese und andere Snack-Rezepte finden Sie ab Seite 96

Pikante Birne (rechts): Sie wird mit einer Masse aus Käse, Joghurt und Weizenflocken gefüllt. Bereits dieser kleine Snack deckt fast den Tagesbedarf eines Erwachsenen an Folsäure (B-Vitamin) und den Kalziumbedarf zu einem Drittel. Außerdem sorgt der Fruchtzucker aus der Birne schnell für neue Energie

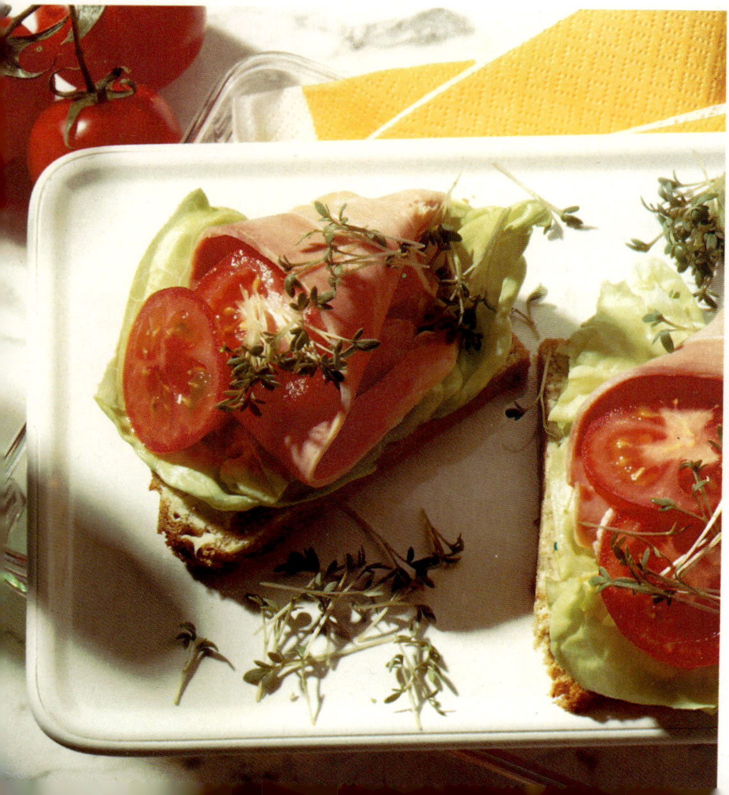

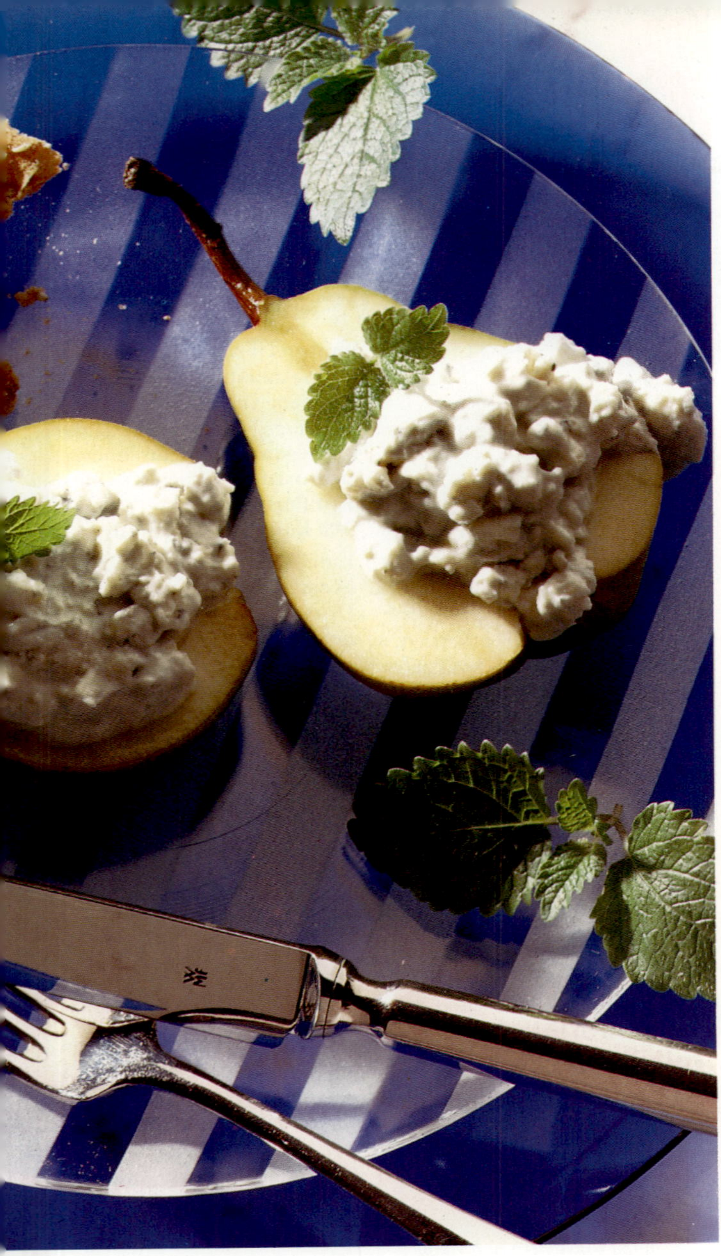

VITALSTOFFE: DIE MUNTERMACHER

Sie regen den Stoffwechsel an und unterstützen das Immunsystem: pflanzliche Aroma- und Farbstoffe. Am bekanntesten dürfte das Allicin aus der Knoblauchzehe sein. Es wirkt ähnlich wie ein Antibiotikum und kann Bakterien abtöten. Weniger bekannt sind die Indole – blaue, rote und violette Stoffe, die das körpereigene Entgiftungssystem aktivieren – sowie Terpene, die in Zitrusfrüchten vorkommen und krebsfördernde Umweltgifte blockieren. Schließlich schützen die in Joghurt vorkommenden Milchsäurebakterien den menschlichen Darm vor Krankheitskeimen.

Der ideale Imbiß am Arbeitsplatz: kleine Zwischenmahlzeiten mit Käse, Schinken, Krabben und Kräutern

SNACKS: SCHNELLE ENERGIESPENDER

SNACKS: SCHNELLE ENERGIESPENDER

SNACKS

Käse-Birne

(1 Portion)

1 Birne (150 g)
30 g Blauschimmelpilzkäse
½ Becher Magerjoghurt (75 g)
1 EL Weizenflocken
1 Scheibe Mehrkornknäcke

Birne halbieren und entkernen. Käse mit einer Gabel etwas zerdrücken und dann mit Joghurt und Weizenflocken verrühren. Die Birnenhälften mit der Käsemasse füllen. Das Knäckebrot dazu essen.

Pro Portion ca.
300 Kalorien/1260 Joule

Eine Portion deckt den Tagesbedarf an Folsäure zu zwei Drittel und den von Kalzium zu einem Drittel.

Schinkenbrot mit Tomaten

(1 Portion)

1 Scheibe Weizenvollkornbrot (50 g)
1 TL Butter
2 Salatblätter
1 Scheibe gekochter Schinken (50 g)
100 g Tomaten
½ Kästchen Kresse

Brot mit Fett bestreichen und mit Salatblättern und Schinken belegen. Tomaten waschen, in Scheiben schneiden und darauf legen. Kresse abschneiden und darüber verteilen.

Pro Portion ca.
300 Kalorien/1260 Joule

Eine Portion deckt den Tagesbedarf an Vitamine B_1 zu einem Drittel und von Folsäure zu einem Viertel.

Paprika mit Käsefüllung

(1 Portion)

1 rote Paprikaschote (150 g)
75 g Schafskäse
25 g schwarze Oliven ohne Stein
1–2 EL Zitronensaft
1 TL Weizenkeimöl
Salz, Pfeffer
½ Bund Petersilie

Paprikaschote längs halbieren, putzen und waschen. Schafskäse grob raspeln, Oliven kalt abspülen und kleinschneiden. Zitronensaft, Öl und Gewürze verrühren und mit Käse und

Oliven vermengen. Die Paprikahälften damit füllen. Petersilie waschen, trockenschütteln, hacken und darüber streuen.

Pro Portion ca.
340 Kalorien/1428 Joule

Eine Portion deckt den Tagesbedarf an Vitamin E, den an Vitamin C sogar doppelt und den Kalzium-Bedarf zur Hälfte.

Baguette mit Krabben

(1 Portionen)

75 g Vollkornbaguette
2 Salatblätter
50 g Krabbenfleisch
1 EL Zitronensaft
1 Orange (140 g mit Schale)
½ Bund Dill

Baguette längs durchschneiden und die untere Hälfte mit Salatblättern belegen. Krabben mit Zitronensaft beträufeln. Orange schälen, das Fruchtfleisch in Scheiben schneiden. Dill hacken. Krabben, Orangenscheiben und Dill auf dem Salat verteilen. Die obere Brothälfte darauf legen.

Pro Portion ca.
300 Kalorien/1260 Joule

Eine Portion deckt den Tagesbedarf an Selen zur Hälfte und den von Vitamin C zu zwei Drittel.

Gemüse mit Quarkdip

(1 Portion)

125 g Möhren
150 g Kohlrabi
125 g Gurke
150 g Staudensellerie
1 Knoblauchzehe
100 g Kräuterquark (40% Fett)
1 TL Sonnenblumenkerne

Möhren, Kohlrabi und Gurke putzen, schälen, waschen und kleinschneiden. Staudensellerie putzen, waschen und in Stücke schneiden. Knoblauch abziehen und in den Quark pressen. Sonnenblumenkerne unterrühren. Das Gemüse zum Dip essen.

Pro Portion ca.
340 Kalorien/1428 Joule

Eine Portion deckt den Tagesbedarf an Vitamin A und C. Der Bedarf an Kupfer und Magnesium wird je zu einem Drittel, der an Kalzium und Eisen zu einem Viertel gedeckt.

IMMUN-DIÄT: DAS SOLLTEN SIE BEACHTEN

Viele der wertvollen Inhaltsstoffe, die das Immunsystem stärken, sind wasserlöslich (Mineralstoffe, Vitamine) und ausgesprochen empfindlich gegen Luft und Hitze (Vitamine, Vitalstoffe). Besonders für Obst und Gemüse gilt deshalb:

- **Verwenden Sie möglichst frische Produkte, die gerade Saison haben.**
- **Waschen Sie Obst und Gemüse immer in stehendem kaltem Wasser.**
- **Zerkleinern Sie alle Zutaten erst nach dem Waschen und kurz vor der Zubereitung.**
- **Bevorzugen Sie schonende Garmethoden wie Dünsten und Dämpfen.**
- **Garen Sie alles so kurz wie möglich.**
- **Würzen Sie mit frischen Kräutern. Sie sind die gesunde Alternative zu Kochsalz.**

Ein Traum wird wahr:

Zahlen belegen es: Schlafprobleme
Nummer eins zu werden. Jeder
Jeder zehnte schläft schlecht ein.
wann einmal im Leben

Aber: Niemand muß seine Schlaf
Schicksal hinnehmen. Nicht bloß
gegen tun – ganz gezielt sogar.
schlafen« läßt keine

Zunächst erfahren Sie Grund
seine einzelnen Phasen. Dann geht
qualität – manch einer hat da ganz
kenntnisse der Schlafforschung (auch
außen) und eine Art Bett-Kunde

Dann geht's endgültig zur Sache:
schlafen – was gibt es für Problem
liebe Not hat? Detaillierte Experten
was ist mit den Träumen? Keine
man schöne

Besser schlafen

scheinen bei uns zur Volkskrankheit
fünfte schläft des Nachts nicht durch.
Und: Jeder Mensch durchlebt irgend-
eine schlafgestörte Phase!

störungen als unabänderliches
der Arzt, man selbst kann viel da-
Das nachfolgende Kapitel »Besser
wichtige Frage aus.

sätzliches über den Schlaf und
es um die Schlafdauer und Schlaf-
falsche Vorstellungen. Neueste Er-
über Einflüsse und Störungen von
folgen in aller Ausführlichkeit.

Einschlafen, durchschlafen, aus-
lösungen, wenn man damit seine
tips kommen auf den Punkt: Und
Angst, Sie erfahren sogar, wie
Träume träumt...

So schlafen wir

Der Schlaf und seine Phasen – und was die Hormone tun

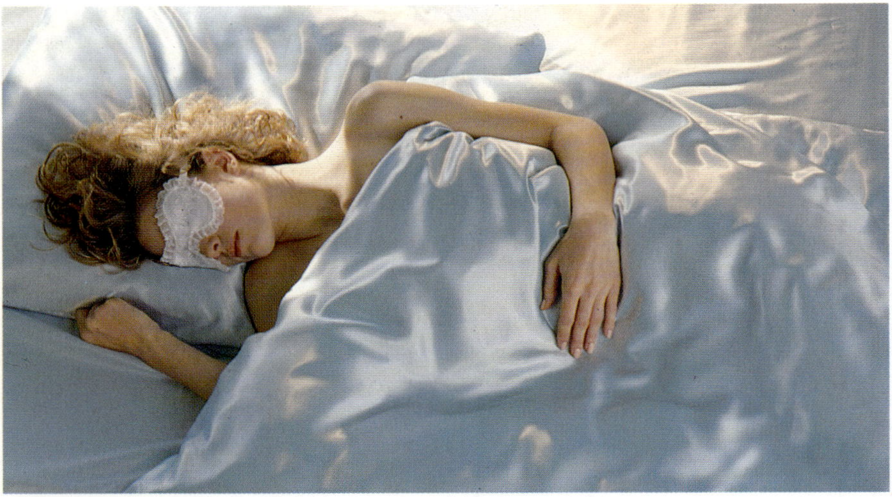

Wenn das Schlafzimmer nicht richtig abgedunkelt werden kann, hilft eine Schlafbrille. Achten Sie beim Kauf darauf, daß sie aus weichem Material ist, damit sie sich der Gesichtsform anpaßt.

Der Schlaf macht ein Drittel unseres Lebens aus. Ohne Schlaf sind wir nicht lebensfähig. Warum? Unser Organismus ist ein komplexes Gefüge von chemischen Prozessen: Unmengen von verschiedenen Hormonen, Körpersubstanzen werden in diesem Prozeß gebildet oder verwandelt, wirken miteinander, durcheinander. Einige dieser Prozesse finden permanent statt, andere nur zu bestimmten Zeiten, zum Beispiel im Schlaf.

Bis in die jüngste Vergangenheit glaubte man, daß das Gehirn während des Schlafes ebenfalls schläft. Erst seit etwa 50 Jahren weiß man, daß sich die geistige Tätigkeit zwar mit Zunahme der Schlaftiefe verringert, aber daß gleichzeitig andere Gehirnaktionen auftreten: Zum Beispiel werden Hormone freigesetzt, die regenerierende und energiespeichernde Wirkung haben:

Nur in den ersten zwei Stunden des Schlafes wird das sogenannte Wachstumshormon, das Somatotropin, freigesetzt. Egal, ob der Schlaf vor oder nach Mitternacht kommt. Dieses Hormon ist nötig für die Zellteilung und für das Wachstum. Es regelt den Stoffwechsel des Zuckers, der Fette und des Eiweißes.

Daneben bedeutet der Schlaf auch eine Umstellung aller körperlichen Funktionen. **Der Körper braucht seine Pause. Er geht im Schlaf auf Sparflamme: Der Herzrhythmus und die Atmungsfrequenz verlangsamen sich, der Blutdruck sinkt, die Gedanken werden still, das Bewußtsein schwindet.**

Eine andere Ebene, das Unterbewußtsein, übernimmt die Herrschaft und bringt uns so in die notwendige Balance zwischen Bewußtsein und Unterbewußtsein.

Wer über einen längeren Zeitraum zu wenig schläft oder häufig in seinem Schlaf unterbrochen wird, verändert sich in seinem emotionalen und sozialen Verhalten und wird anfälliger für Krankheiten. Das haben jüngste amerikanische Untersuchungen ergeben.

Aber jeder Mensch hat ein anderes Schlafbedürfnis, der eine braucht viel, der andere wenig Schlaf.

Wieviel Schlaf wir brauchen, wie Schlaf, der »so scheu ist wie ein Wiesel« (Hermann Hesse), hergelockt und festgehalten werden kann, was den Schlaf beeinflußt und wie wir lernen können, besser zu schlafen, lesen Sie auf den nächsten Seiten.

Die Schlafphasen

Seit der Erfindung des EEG (Elektroenzephalogramm) in den dreißiger Jahren wissen wir, daß das Gehirn im Schlaf nicht ruht. Aber erst seit den fünfziger Jahren ist bekannt, daß der Schlaf verschiedene Phasen und Zyklen durchläuft.

Es gibt den NON REM-Schlaf (non rapid eye movements = keine schnelleren Augenbewegungen). Das ist die Phase des traumlosen Schlafes, auch orthodoxer oder langsamer Schlaf genannt, weil in diesem Stadium der Schläfer geistige und körperliche Funktionen reduziert: Das Gehirn arbeitet langsamer, Herzfrequenz, Atemtätigkeit, Blutdruck sinken, die Muskeln sind entspannt. Und es gibt den REM-Schlaf (rapid eye movements = schnelle Augenbewegungen). Das ist die Phase des Traumes, auch paradoxer oder schneller Schlaf genannt, weil das Gehirn des Schlafenden in dieser Phase trotz tiefstem Schlaf sehr aktiv ist und weil Herzfrequenz, Atemtätigkeit, Blutdruck wieder steigen, die Muskeln allerdings total erschlaffen. Gleichzeitig rollen die Augen unter den geschlossenen Lidern hin und her.

Jeder gesunde Schläfer durchmißt in einer Nacht vier bis sechs Zyklen von je 60 bis 90 Minuten. Der Wechsel kann aber auch, vor allem bei Streß und Extremsituationen, häufiger und kürzer sein. Zuerst kommt immer die NON REM-Phase, danach die wenige Minuten dauernde REM-Phase.

Der langsame Schlaf herrscht zu Beginn der Nacht vor, der schnelle gegen Morgen. Dann wird der schwere, tiefe Erholungsschlaf vom weniger tiefen Traumschlaf abgelöst.

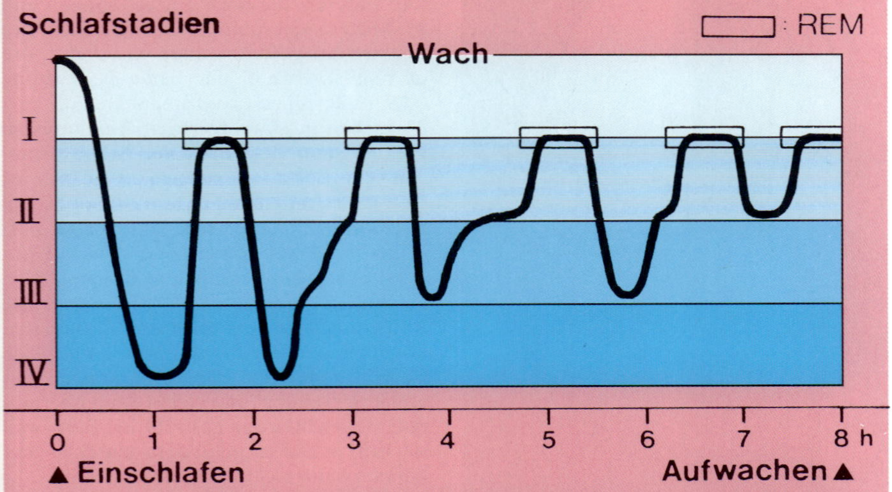

Das sind die Schlafzyklen während einer Nacht. In den ersten beiden Phasen (traumlos) ist der Schlaf am tiefsten, im Rem-Schlaf (Traumphasen) flacht er ab

Soviel Schlaf brauchen wir

Schlafdauer und Schlafqualität – und die eigene »innere Uhr«

Das Schlafbedürfnis eines Menschen ist unterschiedlich, es unterliegt keiner Norm. Es ist biologisch individuell verschieden und verändert sich selbst bei ein und demselben Menschen im Laufe eines Lebens erheblich. Als Baby haben Sie vielleicht zwanzig Stunden geschlafen, als Schulkind noch zehn, jetzt kommen Sie mit sieben oder acht Stunden aus. Wenn Sie älter sind, schlafen Sie vielleicht nur noch sechs Stunden pro Nacht – und brauchen auch gar nicht mehr.

Die meisten Menschen schlafen sieben bis neun Stunden, das ergab eine Umfrage bei einer Million Erwachsener.

Lang- oder Kurzschläfer zu sein ist also keine subjektive Charaktereigenschaft, die anerzogen, trainiert oder korrigiert werden kann, sondern ist in ihrer Anlage vererbt. **Es ist der biologische Rhythmus jedes einzelnen, der die Menschen in Früh- oder Spätaufsteher einteilt.** Menschen, die früh am Morgen hellwach sind und abends zeitig müde, haben den höchsten Stand ihrer Körpertemperatur am frühen Nachmittag. Dann sind sie am leistungsfähigsten.

Die anderen, die manchmal noch mittags gähnen und bis Mitternacht munter sind, erreichen ihre höchste Körpertemperatur am frühen Nachmittag. Dann sind sie am leistungsfähigsten.

Die anderen, die noch mittags gähnen und bis Mitternacht munter sind, erreichen ihre höchste Körpertemperatur und damit ihre aktivste Tageszeit am späten Nachmittag oder vielleicht erst am frühen Abend.

Menschen in einen fremden Rhythmus zu pressen kann die Wurzel von Schlafstörungen sein. Denn wer permanent zu früh ins Bett gehen muß, um auf sein Schlafpensum zu kommen, weil er sehr früh wieder aufstehen muß, lebt gegen seine »innere Uhr« – der Schlaf hat sich noch nicht von alleine gemeldet. Andererseits – Menschen, die früh müde sind, aber nicht zum Einschlafen kommen, weil der Partner noch lange wach ist, versäumen den Punkt, an dem sie einschlafen könnten, und gehen dann übermüdet, vielleicht sogar gestreßt ins Bett, weil sie am Schlafen gehindert wurden, und können dann nicht mehr einschlafen.

Eine der wichtigsten Grundregeln ist: Jeder Mensch sollte seiner »inneren Uhr« entsprechend ins Bett gehen.

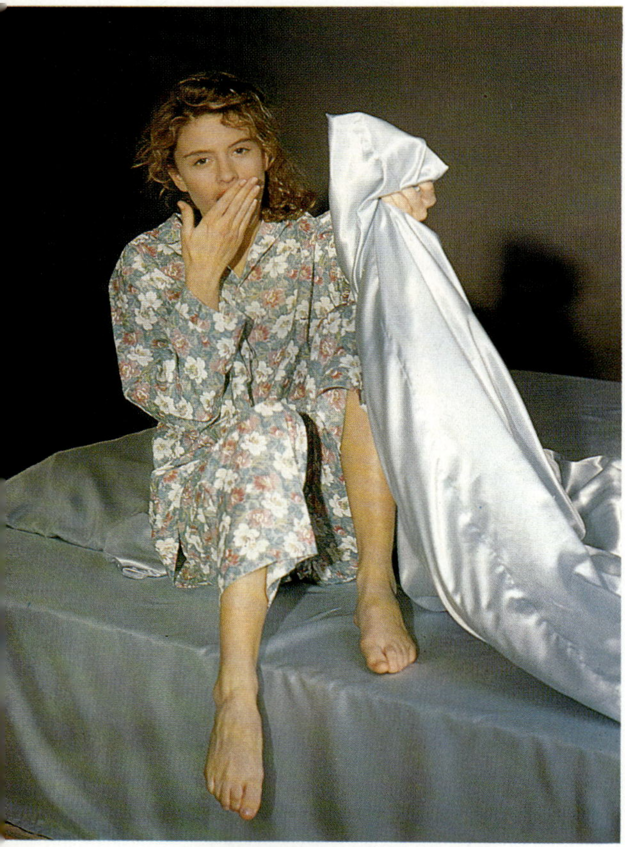

Gehen Sie möglichst immer zur selben Zeit ins Bett, Rituale tun dem Schlaf gut

Gleitende Arbeitszeiten gehen inzwischen auf den biologischen Rhythmus ein, Schulen leider noch nicht. Ehepartner mit unterschiedlichen Rhythmen sollten überlegen, ob sie getrennte Schlafzimmer einrichten.

In letzter Zeit ist ein Begriff populär geworden: das »Jet-lag-Syndrom«, weil immer mehr Menschen mit Zeitverschiebung von einer Zeitzone in die andere fliegen. Man ist schon lange in den USA oder in China angekommen, aber der Stoffwechsel und die Hormone sind noch auf europäische Verhältnisse eingestellt. Untersuchungen haben ergeben, daß es bis zu zwei Wochen dauern kann, bis sich der Körper umstellt. Die Folge: Einschlafstörungen, häufiges Erwachen und zu kurze Schlafdauer, die drei klassischen Schlafbeschwerden. Welche Hilfen es dagegen gibt, steht auf den Seiten 112 bis 116.

Der langgehegte Glaube übrigens, von den Müttern an die Kinder weitergegeben, daß der Schlaf vor Mitternacht immer der allerbeste sei, wird von den Wissenschaftlern nicht belegt. Wichtiger als eine Norm für alle, sagen sie, sei die eigene »innere Uhr«. **Nur, die Nacht mit dem Tag zu verwechseln, das geht auf Kosten des Schlafes und seiner Qualität.** Wer tagsüber schlafen muß, schläft nie so lange wie nachts, im Schnitt zwei Stunden kürzer und nicht so tief, weil der Schlaf auf einen Zeitabschnitt verlegt wird, der von der »inneren Uhr« für das Wachsein vorgesehen ist: Die Körpertemperatur, die Konzentration und die Nierentätigkeit sind erhöht, während das Melatonin, das eine wichtige Rolle im biologischen Rhythmus spielt und für die Müdigkeit verantwortlich ist, am Tag nur minimal ausgeschüttet wird. Dazu kommen die Umweltgeräusche, das Sonnenlicht. Der Schlaf wünscht sich den Mond.

Muß man unbedingt lange schlafen, um gut zu schlafen?

Nicht die Dauer des Schlafes ist entscheidend dafür, ob wir ausreichend schlafen oder nicht, sondern entscheidend ist die Qualität des Schlafes: Die ungestörten Abfolgen der einzelnen Schlafphasen.

Das bedeutet, wenn Sie einmal etwas weniger gut einschlafen können, nehmen Sie lieber in Kauf, kürzer zu schlafen, aber dafür ohne Schlafmittel. Schlafmittel verlängern vielleicht den Schlaf, doch sie betäuben ihn. Denn sie verhindern die natürliche Abfolge der einzelnen Schlafphasen.

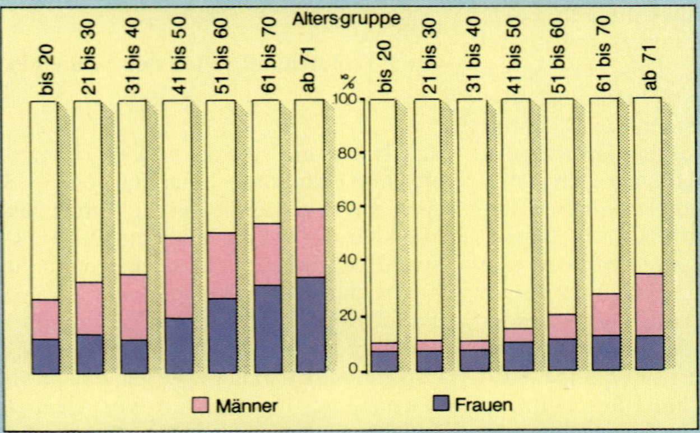

Häufigkeit von schlechtem Schlaf nach Angaben der Patienten (links) und nach objektiven Kriterien (rechts)

Schlafforscher fanden heraus, daß jeder fünfte Mensch ein ausgesprochener Kurzschläfer ist, der in sechs Stunden alle Schlafphasen durchläuft und völlig erholt wach wird. Wer trotzdem noch im Bett bleibt, immer wieder wegdöst, schläft sich wieder müde und braucht nach dem Aufstehen länger, um aktiv zu werden.

So entsteht Schlaf

Die Forschung weiß: Körper, Geist und Seele machen gemeinsame Sache

Noch bis in jüngste Zeit hinein war der Schlaf ein Mysterium. Im Altertum glaubte man, daß während des Schlafens der Geist den Körper verlassen würde. Deshalb galt es als Todsünde, einen Schlafenden zu wecken.

Erst seit 30 Jahren gibt es eine wissenschaftliche Schlafforschung.

Und seitdem weiß man ziemlich genau, daß kein Schlaf ohne den Neurotransmitter (Neurotransmitter = Botenstoffe, die über die Schaltstellen im Gehirn weitergeleitet werden) Serotonin möglich ist. Und daß der Wechsel von Schlafen und Wachen ein Prozeß ist, an dem das gesamte Zentralnervensystem beteiligt ist.

Der ganze Körper, Seele, Geist tragen dazu bei, daß Schlaf entsteht.

Serotonin braucht Tryptophan. Das ist eine sogenannte essentielle Aminosäure, die im Körper selbst nicht hergestellt werden kann. Sie wird mit der Nahrung aufgenommen und kommt in jedem pflanzlichen und tierischen Eiweiß vor: Milch, Fleisch, Fisch, aber auch Bananen, Steinpilze haben viel von dieser Aminosäure. Das Tryptophan wird im Gehirn in den Neurotransmitter Serotonin umgewandelt. Das heißt natürlich nicht, daß allein eiweißhaltige Nahrung ausreichen würde, Schlaf zu produzieren und damit Schlafstörungen zu beheben. Da, wie schon gesagt, die Aminosäure Tryptophan aus der Nahrung nur begrenzt vom Gehirn aufgenommen wird, würde es natürlich niemals gelingen, durch besonders eiweißhaltige Nahrung allein Schlafstörungen zu beheben. Eiweißhaltige Nahrung kann im besten Fall unterstützend mitwirken. Dennoch ist Milch hochgradig schlaffördernd. Amerikanische Studien haben bewiesen, daß Patienten, die vor dem Schlafen Milch getrunken haben, ruhiger und tiefer schliefen und daß vor allem auch ältere Menschen danach länger schlafen konnten.

Andere neueste Erkenntnisse sind, daß das Hormon Insulin, das dafür verantwortlich ist, daß der Blutzucker reguliert wird, sekundär auf den Schlaf wirkt. Es sorgt dafür, daß die Aminosäure Tryptophan ungehindert ins Gehirn gelangt. Also immer wieder Tryptophan (siehe auch Seite 112–115). Insulin wird insbesondere durch kohlenhydratreiche Mahlzeiten ausgeschüttet.

(Ein gesüßter Joghurt am Abend, Fruchtzucker genügen schon, um Insulin auszuschütten.) Es gibt auch schlafregulierende Hormone wie zum Beispiel Melatonin, das fast nur in der Dunkelheit ausgeschüttet wird und so den Tag-Nacht-Rhythmus beeinflußt, also an der Schlafproduktion beteiligt ist. »Doch wir wissen bis heute nicht«, sagt Professor Schulz, Schlafforscher am Max-Planck-Institut in München, »wie es wirkt.«

Auch Schlafrituale leiten den Schlaf ein.

Zur Nacht hin ruhiger werden, immer die gleichen Handlungen tun: noch ein Spaziergang am Abend, die Arbeit ruhen lassen, Muskeln und Geist entspannen, die Tasse Schlaftee trinken, sich waschen, eincremen, Zähne putzen – was auch immer. Es sollte ein möglichst zur gleichen Zeit regelmäßig durchgeführtes Ritual sein. Französische Experimente haben bewiesen, daß gewohnheitsmäßige Handlungen vor dem Einschlafen positiv auf den Schlaf wirken.

Wie Sie besser schlafen lernen, lesen Sie auf den Seiten 112 bis 116.

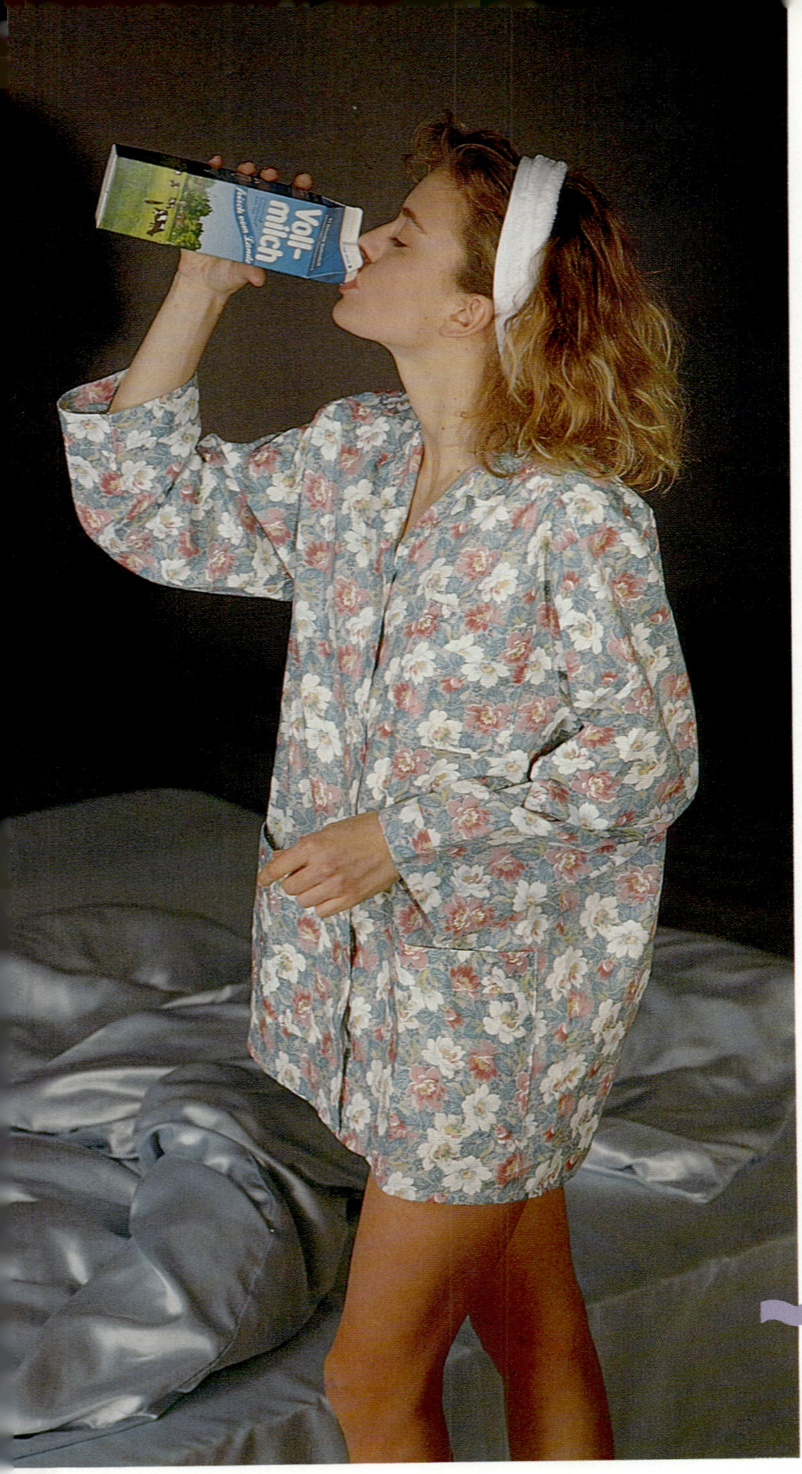

Essen und schlafen

Richtiges oder falsches Essen hat in Maßen Auswirkungen auf den Schlaf. Amerikanische Ärzte haben auch festgestellt, daß der Mangel an Kupfer und Eisen zu Schlafstörungen führt.

Sie empfehlen, viel Nüsse, Fisch, Leber und grünes Gemüse zu essen. Außerdem sind Milch, Bananen, Schokolade schlaffördernd, weil sie den Eiweißbaustein Tryptophan enthalten.

Die Abendmahlzeit sollte möglichst zwei bis drei Stunden vor dem Zubettgehen eingenommen werden. Sie sollte weder fett noch schwer sein, weil schwere Kost auch schwer im Magen liegt und die Atmung negativ beeinflußt.

Entspanntes Atmen ist wichtig für einen guten Schlaf. Haben Sie doch einmal zu schwer gegessen, dann legen Sie sich beim Einschlafen auf die rechte Seite. Das erleichtert die Magenentleerung und »bedrückt« das Herz nicht.

Nun ist es auch wissenschaftlich bewiesen: Milch ist hochgradig schlaffördernd

So wird der Schlaf beeinflußt

Was haben Wasseradern und Magnetfelder mit unserem Schlaf zu tun?

Es ist experimentell vielfach nachgewiesen, daß Wetter den Schlaf beeinflußt. **Hitze, Sturm, der Zustrom neuer Luftmassen beeinträchtigen das Schlafverhalten.**

Aber was ist mit dem Vollmond, der alle 28 Tage am Himmel steht und uns unruhig macht? Was ist dran an der Theorie, daß unser Bett nur in eine andere Richtung gestellt zu werden braucht, und wir können besser schlafen? Was haben Wasseradern und Magnetfelder mit unserem Schlaf zu tun?

Jeder fünfte Befragte in Deutschland gibt an, bei Vollmond schlecht zu schlafen.

Und es ist kein Ammenmärchen, daß einige Menschen bei Vollmond schlafwandeln. Es ist klinisch erwiesen, daß diese Menschen vom Licht des Mondes angezogen werden. Schlafwandelnde Menschen darf man nicht wecken. Im Gegenteil, man soll sie schlafend so steuern, daß sie ungeweckt ins Bett zurückfinden.

Trotzdem gibt es keine Untersuchungen zum Einfluß des Mondes auf den Schlaf. Er ist vorhanden – aber wie er wirkt, das wissen die Wissenschaftler noch nicht. Sie vermuten, daß das erdmagnetische Feld auf den Mond reagiert – und damit sekundär auch der Mensch.

Vollmond

Gewöhnen Sie sich an, immer im abgedunkelten Zimmer zu schlafen. Wenn Sie nur bei Vollmond abdunkeln, sind Sie zu sehr auf die Erwartungshaltung »Vollmond – nicht schlafen können« konzentriert. Und dann kommt zu der vielleicht tatsächlichen Reaktion auf den Mond noch die sich selbst erfüllende Prophezeiung hinzu. Sie können dann wirklich nicht schlafen.

Es ist lebensnotwendig, daß wir im Strahlungsbereich der Erde und des Kosmos leben, denn wir sind darin geboren und groß geworden. Unser Orientierungssinn ist von diesem Strahlungsbereich abhängig, wir bekommen aus ihm Energie. Das Problem sind also nicht die Strahlen, sondern deren Verdichtung und das Zustandekommen unglücklicher Kreuzungen. Wenn eine Wasserader unter unserem Schlafzimmer ist, können solche Kreuzungen zustande kommen. An solchen Schnittpunkten vervielfacht sich dann die Wirkung der Erdstrahlung. Besonders sensible Menschen reagieren darauf empfindlich, auch wenn sie im obersten Stock eines Hochhauses wohnen. Wenn Sie nicht schlafen können, kann das ein Grund dafür sein. **Wünschelrutengänger können Ihnen nach entsprechendem Test genau sagen, ob Sie auf einer Wasserader und damit im Kreuzungsbereich der Erdstrahlung schlafen.**

Adressen von Wünschelrutengängern bekommen Sie über den »Forschungskreis für Geobiologie e.V.«, 6935 Waldbrunn, Adlerweg 1.

Auch Metall im Schlafzimmer kann Schlafstörungen verursachen.

Video-Geräte, ein eisernes Bettgestell, aber auch Stromkabel direkt am Bett können Störquellen sein.

Die TU in München hat in Langzeituntersuchungen nachgewiesen, daß der Mensch auf Strahlungsreize reagiert. **Die Nord-Südrichtung:** Das Max-Planck-Institut für Biochemie in München hat in Schlafuntersuchungen herausgefunden, daß auch die Richtung des magnetischen Erdfeldes den Schlaf beeinflußt. **Messungen der Hirnströme haben ergeben, daß die Nord-Süd-Richtung des Bettes positiv für den Schlaf ist.** Bei allen Schläfern, die in dieser Richtung lagen (Kopf im Norden), war die erste Tiefschlaf-Phase ein ganzes Stück länger als bei den Schläfern, die in anderer Richtung lagen.

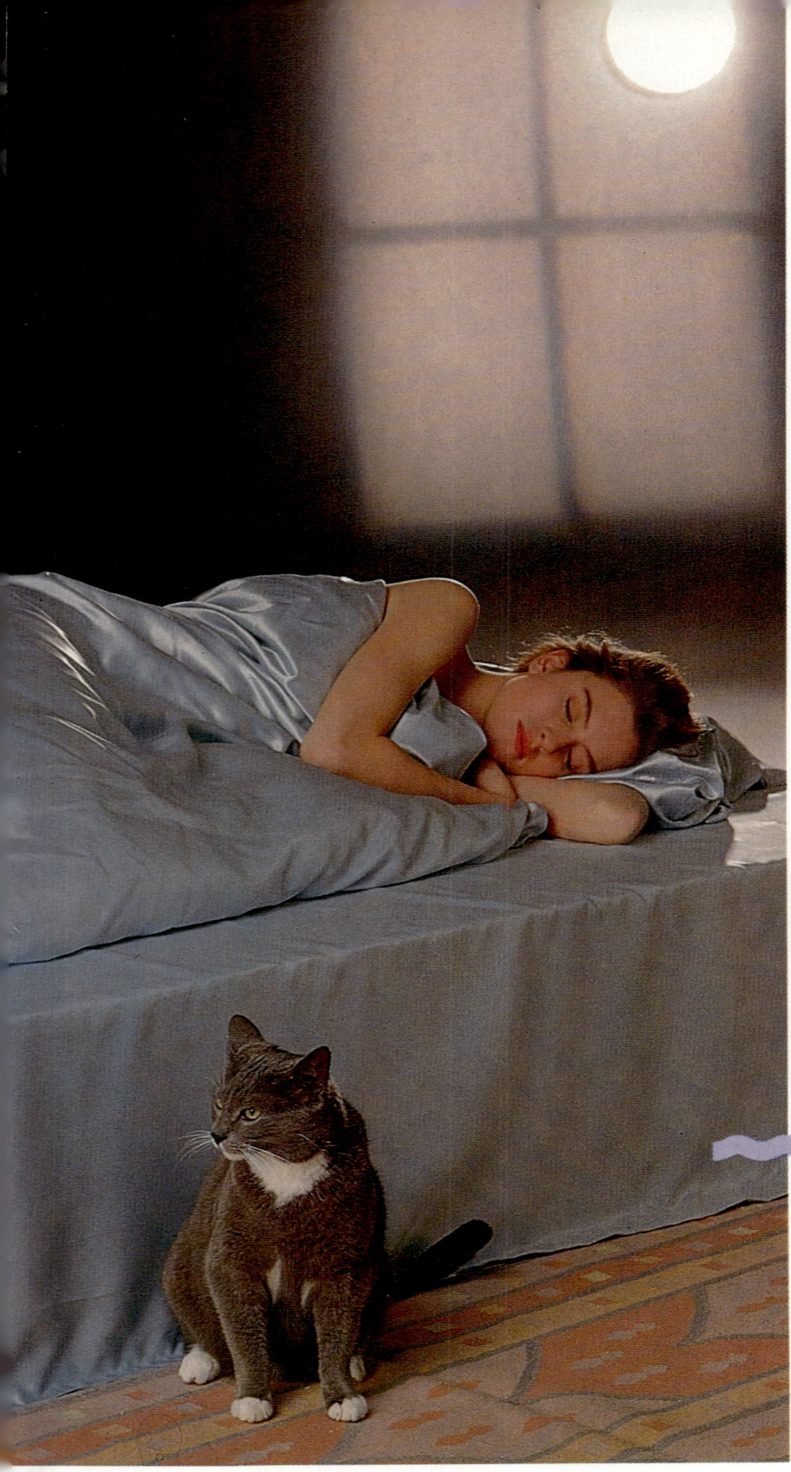

Strahlungsreize

Schläft Ihre Katze gern auf Ihrem Bett? Das kann ein Hinweis darauf sein, daß sich unter Ihrem Bett eine Wasserader befindet. Es ist bekannt, daß Katzen ihre Schlafplätze aufgrund bestimmter Erdstrahlungen aufsuchen. Bei der Beobachtung von Kleinkindern hingegen stellten Wissenschaftler fest, daß sie sich immer die Ecken des Bettes aussuchten, die strahlungsfrei waren. Man führt diese Tatsache auf den noch unverbildeten Instinkt von Kleinkindern zurück.

Viele Wissenschaftler glauben, daß der Vollmond den Schlaf des Menschen beeinflußt. Es gibt jedoch Untersuchungen darüber, daß Katzen ihren Schlafplatz nach vorhandenen Wasseradern aussuchen

So betten Sie sich richtig

Weiche oder harte Matratze? Und wie ist die ideale Raumtemperatur?

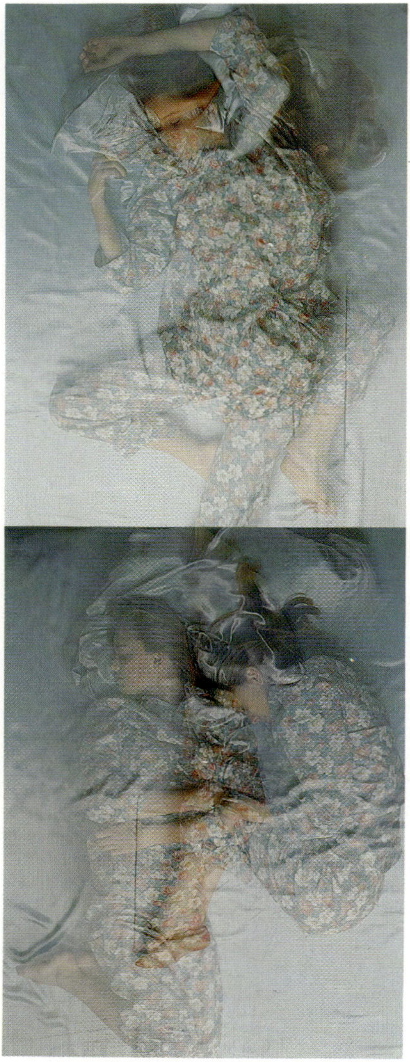

Wir drehen und wenden uns in einer Nacht manchmal sogar bis zu sechzigmal, ohne dabei wach zu werden

Der eine kann auf einer Parkbank schlafen, den anderen stört die sprichwörtliche Erbse unter der Matratze. Besonders, was den Schlaf betrifft, sind Menschen zunächst ganz unterschiedlich störbar. Der Schlaf ist die passivste und gleichsam empfindsamste Seite von uns. Er reagiert im Grunde auf alles. Der Schlaf kann auch nur dann zu uns kommen, wenn wir bereit sind, uns ihm anzuvertrauen. **Wenn die Psyche Ruhe gibt, wenn wir entspannt sind, wenn wir uns wohl fühlen und wenn wir nicht auch noch im Liegen Streß ausgesetzt sind – erst dann können Körper und Geist die Signale »Schlaf« an das Gehirn weitergeben.**

Streß wird oft vom Alltag mit in den Schlaf hineingenommen. Dann schlafen wir unruhig. Aber Streß kann auch eine falsche Matratze, das falsche Bett, falsche Temperaturverhältnisse sein. **Das Schlafzimmer selbst ist eine wichtige äußere Voraussetzung für einen guten Schlaf.**

Falsch ist es, das Schlafzimmer zu einem Aktionsfeld zu machen: Telefon, Radio, Fernseher, Fitnessgerät vermitteln unbewußte Assoziationen an Alltagshektik – sie haben im Schlafzimmer nichts zu suchen. Sanfte Farben, weich fließende Vorhänge, gedämpftes Licht schaffen eher eine meditative, schlaffördernde Atmosphäre.

Das wichtigste Möbel im Schlafzimmer ist natürlich das Bett. Es soll pro Person mindestens 95 cm, besser noch 100 cm breit sein, bei Partnerbetten mindestens 180 cm, damit sich jeder ungestört im Schlaf bewegen kann.

Auch »ruhigere« Schläfer drehen und wenden sich mindestens jede Stunde einmal, manchmal in der Nacht bis zu 20- und 60mal. Das haben Schlafforscher herausgefunden. Deshalb ihre Empfehlung: bei Ehebetten keine durchgehende Matratze, sondern eine zweigeteilte, damit nicht der eine Schläfer die Bewegungsfrequenz des anderen mitbekommt und gestört wird.

Ganz abgesehen davon, daß die Matratze

nach dem Körpergewicht des darauf Ruhenden ausgesucht werden soll, und das ist ja bei zwei Personen in seltensten Fällen identisch:
70 Prozent aller Frauen in Deutschland wiegen unter 70 kg, aber 70 Prozent aller Männer wiegen darüber. Wenn unterschiedlich schwere Menschen auf derselben Matratze liegen, wird sie unterschiedlich stark belastet und eingedrückt. Dazu kommt die Entscheidung: **weiche oder harte Matratze?** Wenn ein Mensch mit großem Körpergewicht zu weich liegt, verkrampfen sich im Schlaf seine Muskeln. Wenn ein leichter Mensch zu hart liegt, überdehnen sich seine Muskeln. Resultat in beiden Fällen: Körperbeschwerden, gestörter Schlaf. Der Kieler Anthropologe Professor Dr. Dr. Hans W. Jürgens hat in seinem Schlaflabor an Testschläfern festgestellt, daß Menschen, die auf einer zu harten Matratze liegen, ununterbrochen rotieren. Ist die Matratze dagegen zu weich, rollt der Schläfer immer wieder in die Mulde, die Wirbelsäule hängt durch.

Probieren Sie eine Matratze aus, bevor Sie sie kaufen. Liegen Sie ruhig zehn bis zwanzig Minuten Probe. Die Zeit muß Ihnen der Verkäufer geben, und diese Zeit müssen Sie sich selbst auch nehmen. Schließlich werden Sie mindestens die nächsten zehn Jahre Nacht für Nacht darauf liegen. Aber probieren Sie jeder für sich: Sie auf Ihrer Matratze und Ihr Partner auf seiner. Es gibt noch eine Faustregel: **Personen mit hohem Körpergewicht, mit empfindlichen Bandscheiben brauchen eine festere Matratze. Zierliche, leichtgewichtigere Menschen brauchen eher eine weichere Matratze.**
Frische Luft ist wichtig. Es genügt aber, wenn Sie tagsüber lüften und nachts die Heizung abdrehen. **Die ideale Raumtemperatur im Schlafzimmer liegt zwischen 14 und 18 Grad.** Wenn Sie auch nachts Frischluft brauchen, stellen Sie das Bett mindestens 60 cm vom Fenster weg, denn Zugluft und eine zu niedrige Temperatur stören den Schlaf. Die eigene Körpertemperatur sackt ab, signalisiert »Streß«, und man wacht auf.

Matratzen-Kunde

Es gibt drei Bettensysteme:

die Schaumstoffmatratze (Latex-Matratze);

die Federkernmatratze;

das »grüne« Bett.

Neuerdings werden auch noch die Futons, die japanischen Matratzen aus Baumwoll-Lagen, ageboten.
Da der Schaumstoff in den letzten Jahren stark verbessert worden und ebenso vollatmungsaktiv ist wie eine Federkernmatratze, hat die Verbraucherzentrale beiden Matratzen bei gleich guter Verarbeitung gleich gutes, körpergerechtes Liegen bescheinigt.
Der Trend geht inzwischen sogar mehr hin zur Schaumstoffmatratze (Latex-Matratze), weil der Federkern ein Innenleben aus Stahlfedern hat. Das bedeutet wieder Metall (siehe Seite 106/107).
Und weil die Federkernpolsterung (Roßhaar) bei einigen Menschen allergische Reaktionen hervorruft, sollten Hausstaub-Allergiker und Asthmatiker in jedem Fall eine Schaumstoffmatratze ohne Textilauflage mit abnehm- und waschbarem Baumwollbezug benutzen.
Das »grüne Bett«, bei dem auch im Holz weder eine Schraube noch ein Nagel sein dürfen, ist sehr teuer. Es kostet etwa 7000 Mark und ist deshalb für die meisten Menschen unerschwinglich.
Baumwoll-Futons sind etwas für junge Menschen, die gern hart schlafen. Die Futons müssen allerdings jeden Tag aufgerollt und durchgewalkt werden, damit das Baumwoll-Innenleben nicht verklumpt.

So deuten Sie Schlafstörungen

Einschlafen, durchschlafen, ausschlafen – was macht Probleme?

Schlafstörungen haben in den letzten Jahren rapide zugenommen. Jeder vierte Deutsche leidet inzwischen darunter, neueste Erhebungen sprechen sogar von jedem dritten.
Frauen leiden mehr unter Schlafstörungen als Männer.
Nicht einschlafen können, nicht durchschlafen können, zu früh wach werden sind die Symptome, die getrennt oder zusammen auftreten.
Die häufigste Störung ist die Durchschlafstörung. Darunter leidet jeder fünfte.
Man ist zwar eingeschlafen, aber bald danach wieder wach, meist nach eineinhalb bis zwei Stunden, nach der ersten Tiefschlafphase. Wenn die Angst nicht wäre, wieder wach zu liegen, könnte man viel-

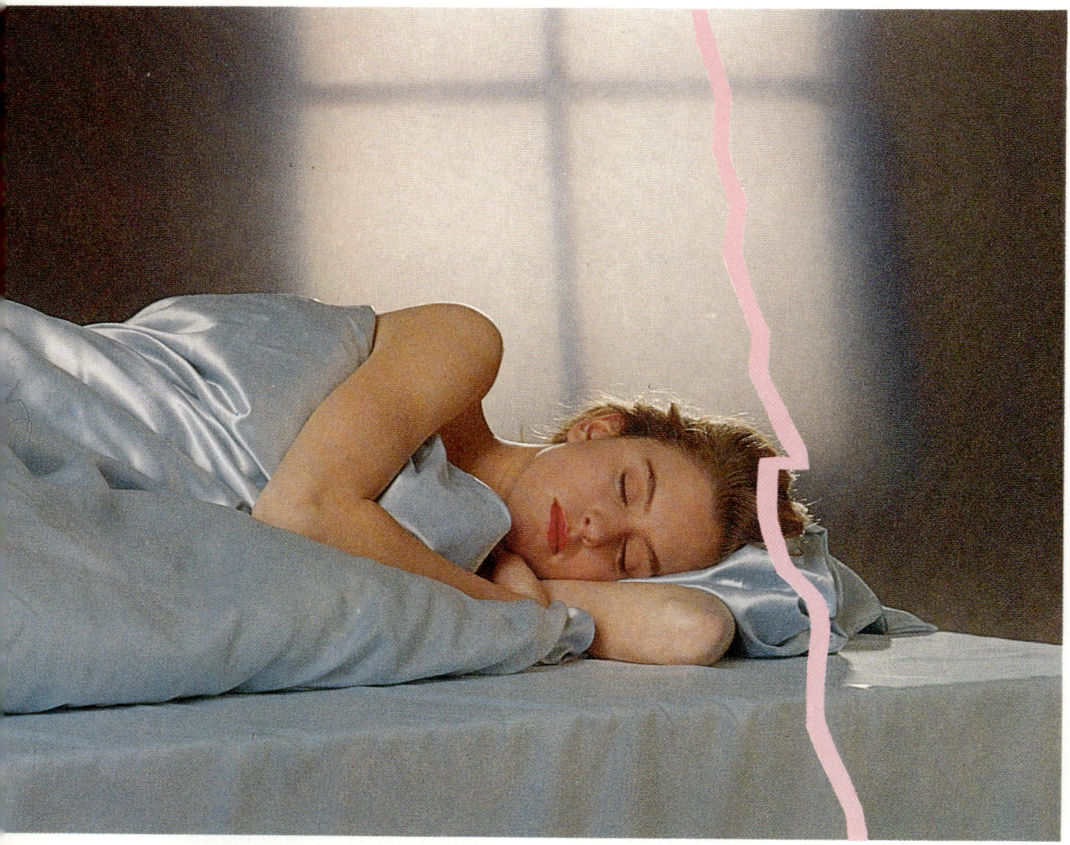

Wenn wir unter Schlafstörungen leiden, müssen wir uns fragen, wie der Tag aussieht, denn beides ist untrennbar: Unser Tagesablauf bestimmt unseren Schlaf

leicht wieder einschlafen. Doch die Angst ist da. Deshalb schläft man so schnell nicht wieder ein. Und wenn, dann nur flach, wird wieder wach, wird immer unruhiger: Man will doch endlich richtig schlafen. Um sechs in der Früh fällt man vielleicht in einen tiefen Schlaf, man könnte jetzt so gut und so lange ... Aber da klingelt der Wecker. Schuld an dieser Schlafstörung kann innere Unruhe sein, Sorgen, Streß, Kummer, Unregelmäßigkeiten im Lebensrhythmus, eine falsche Ernährung, Alkoholgenuß. Alkohol betäubt zwar und läßt zunächst schnell einschlafen. Doch Alkohol stört auch den Tiefschlaf.

Nicht durchschlafen zu können ist immer eine Störung des Tiefschlafes. Ob Medikamente, Alkohol den tiefen Schlaf verändern oder psychische Belastungen auf dem Grund des Schlafes für Unruhe sorgen: Wenn der Schlaf in der Tiefe gestört und deshalb nur oberflächlich ist, wird man immer wieder wach.

Jeder zehnte leidet darunter, nicht einschlafen zu können.

Während ein guter Schläfer ins Bett geht und innerhalb von wenigen Minuten in den Schlaf fällt, läßt bei Schlafgestörten der Schlaf lange auf sich warten. Manchmal zwei bis drei Stunden. Streß, Aufregung, Lärm, das Nichtloslassenkönnen von Gedanken sind die Hauptursachen. In einer Schweizer Untersuchung wurden vor allem Lärm und Festhalten von Gedanken dafür verantwortlich gemacht, an zweiter Stelle das Wetter.

Aber es können auch Störfaktoren aus dem direkten Umfeld sein: daß der Partner schnarcht, das Bett falsch steht oder überhaupt Störfaktor Nummer eins ist.

Wer entgegen seinem Biorhythmus lebt, zu früh ins Bett geht, obwohl er noch gar nicht müde ist, aber früh aufstehen muß und deshalb den Schlaf vorverschieben will, reagiert oft mit Einschlafstörungen. Aber auch, wer zu spät ins Bett geht, wer seinen »müden Punkt« überschritten hat, kann oft nicht mehr einschlafen.

Die dritte Form der Schlafstörung ist das frühe Erwachen.

In allen Fällen, in denen der Schlaf länger als drei Wochen gestört ist, muß ein Arzt aufgesucht werden.

Schlafforscher unterscheiden drei Arten von Schlaflosigkeit:

Die gelegentliche Schlaflosigkeit. Sie ist eine ungefährliche Erscheinung, die meist mit ungewöhnlichem Lärm, schwerem Essen, situationsbedingten Sorgen, quälenden Gedanken, Wetterumschwüngen, Examensängsten, aber auch mit Vorfreude auf etwas einhergehen kann. Sie hört in dem Moment wieder auf, in dem sich die Situation normalisiert.

Die scheinbare Schlafstörung. Wenn die Schlaflosigkeit aus der Angst heraus entsteht, zuwenig Schlaf zu bekommen, nicht einschlafen zu können, immer wieder wach zu werden.

Dann entsteht so etwas wie eine sich selbst erfüllende Prophezeiung. Man erwartet, schlecht zu schlafen, weil man in der letzten Nacht auch schlecht geschlafen hat; oder weil man in einem fremden Bett liegt; oder weil Vollmond ist.

Gedanken, die in diese Richtung gehen, verursachen dann tatsächlich eine Schlafstörung.

Die schwere Schlaflosigkeit, wo der Schlaf über Monate, manchmal über Jahre gestört ist. Sie macht zu Recht angst. Da muß systematisch gesucht werden: Welche Ursache hat sie? Liegt eine organische Erkrankung vor? Eine zunächst gelegentliche, sich dann manifestierende Schlaflosigkeit? Ist die innere Unruhe so stark, daß sie nicht bewältigt werden kann? Ist der Lärm daran schuld, das Bett, die Schlafrichtung, die Schlafgewohnheit, die Lebensweise, die private Situation?

Das Thema »Schlafen« ist kein Thema, das nur die Nacht angeht. Im Gegenteil. Am Tag, während des Wachseins, entscheiden wir, welche Qualität unser Schlaf haben wird. Es ist meistens unsere innere Einstellung, und es sind die äußeren Umstände **(auf beides haben wir Einfluß)**, die uns schlafen lassen oder schlaflos machen.

Lesen Sie auf den nächsten Seiten, was Sie alles tun können, um besser zu schlafen.

So lernen Sie richtig schlafen

Problemlösungen bei Einschlafstörungen: Spezielle Übungen

Um an die Gründe für die Schlaflosigkeit heranzukommen, müssen wir uns zunächst fragen: Warum schlafen wir schlecht? Überprüfen Sie sich selbst anhand dieser Check-Liste:

- **Habe ich Sorgen?**
- **Welche Probleme habe ich?**
- **Wie sieht mein Tag aus?**
- **Lebe ich gegen meine »innere Uhr«?**
- **Lebe ich zu unregelmäßig?**
- **Leide ich unter Depressionen?**
- **Habe ich eine organische Krankheit?**
- **Ernähre ich mich falsch?**
- **Kann ich entspannen?**
- **Was bedeutet mir mein Schlafzimmer?**
- **Trinke ich spätabends noch aufputschende Getränke?**
- **Trinke ich zuviel Alkohol?**
- **Nehme ich Schlaftabletten?**
- **Was mache ich gewöhnlich in der Stunde, in der ich ins Bett gehe?**
- **Wie lange schlafe ich?**
- **Wie wünsche ich mir meinen Schlaf?**

Seien Sie ehrlich, wenn Sie diese Fragen beantworten. Wenn Sie die Seiten davor bis jetzt aufmerksam gelesen haben, werden Sie mit der einen oder anderen Frage und Antwort bereits ein klein wenig mehr über sich und Ihre Schlafstörung wissen. **Das ist bereits der erste Schritt zur Lösung Ihres Problems.**

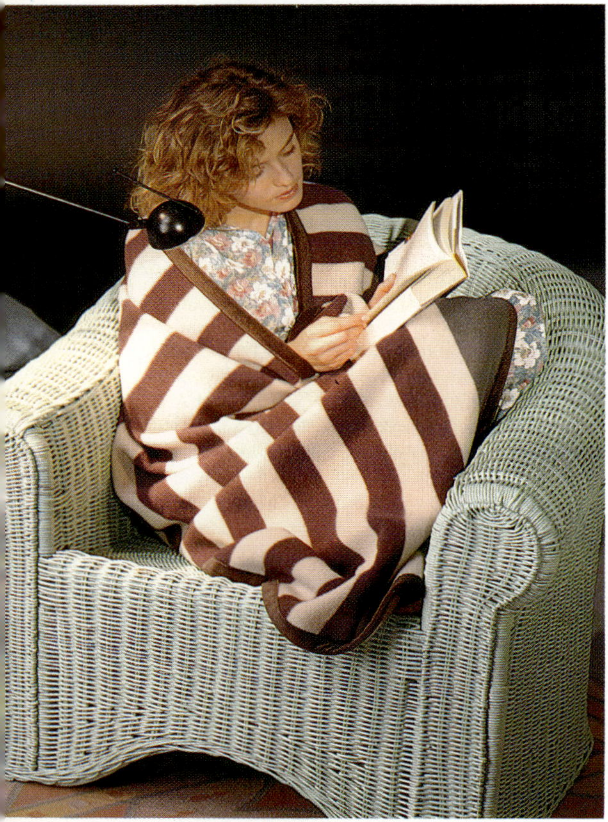

Grübeln Sie nicht, wenn Sie nicht schlafen können. Lesen Sie, das ist besser

Einschlafstörung

Wenn Sie äußere Störfaktoren beseitigt haben und

- **im ruhigsten Zimmer der Wohnung schlafen,**
- **Erdstrahlung und Nord-Süd-Richtung berücksichtig haben,**
- **die richtige Matratze haben,**
- **mit dem schnarchenden Partner besprochen haben, ob getrennte Schlafzimmer eine für beide Partner mögliche und akzeptable Lösung wären,**

dann lassen Sie uns auf die Zeit vor dem Einschlafen kommen.

Vor dem Zubettgehen sollten Sie so etwas wie ein Ritual haben: noch eine Runde um den Block machen, ein paar Seiten in einem entspannenden Buch lesen, die Dinge für den nächsten Tag zurechtlegen …

Untersuchungen haben ergeben, daß immer wiederkehrende, gleichbleibende Handlungen vor dem Zubettgehen das Einschlafen erleichtern.

Trinken Sie einen Schlaftee (Hopfen, Baldrian, Basilikum) oder Milch mit Honig. Auch Milch allein hilft.
Wenn Sie unter unruhigen Beinen leiden, den sogenannten »restless legs« – auch verbunden mit Wadenkrämpfen in der Nacht –, dann lösen Sie in der Milch einen Löffel voll Magnesium-Pulver auf (aus der Apotheke). Magnesium-Mangel ist meist die Ursache für dieses Symptom. Oder lassen Sie sich vom Arzt Vitamin-B_6-Spritzen geben. Kalte Wadenwickel oder der kalte Wasserstrahl über Beine und Arme beruhigen und wirken schlaffördernd. Oder nehmen Sie ein warmes, entspannendes Bad mit Melisse, Lavendel oder Baldrian-Extrakt.
Gehen Sie dann ins Bett, wenn Sie wirklich müde sind. Richten Sie sich nach Ihrem eigenen Bio-Rhythmus und nicht nach dem des Partners. Aber versuchen Sie, möglichst immer zur gleichen Zeit ins Bett zu gehen.
Und lassen Sie die Gedanken los. Denken Sie höchstens an etwas Schönes aus der Vergangenheit. Das läßt Sie in die Entspannung hineinträumen.
Gute Entspannungsübungen sind Yoga, Meditation, autogenes Training. All diese Übungen können Sie lernen. Das Kursangebot hierfür ist sehr umfangreich. Zwei Übungen, die Sie schon einmal allein machen können, sind:

Die Wahrnehmungs-Übung

Sie liegen im Bett und können nicht schlafen. Lassen Sie die Gedanken auf das Tagesgeschehen los oder auf das, was morgen auf Sie zukommt. Damit Ihnen das gelingt, schalten Sie auf Wahrnehmung: Da fährt ein Auto vorbei. Ärgern Sie sich nicht darüber, hören Sie hin. Die Gedanken wollen wieder rotieren. Stoppen Sie sie. Da rauscht eine Wasserleitung. Hören Sie hin. Ihre Gedanken wollen wieder abschwirren. Lassen Sie es nicht zu. Hören Sie, was um Sie herum passiert. Da knackst es. Da rauscht der Wind. Da bewegt sich die Gardine. Sie hören sich atmen. Sie sind bei sich. Sie spüren Ihren Körper. Sie werden ruhig. Sie schlafen ein.
Das funktioniert nicht gleich beim erstenmal. Aber üben Sie es. Es hilft.

Der Mittagsschlaf

Er ist gut, wenn er kurz ist. Eine Viertelstunde, sagen die Schlafforscher, genügt, um die Müdigkeit wegzuschlafen. Und dann nimmt er auch der Nacht nichts weg.
Sich bis zum Abend müde hinzuschleppen, wenn die Nacht davor zu kurz war, ist nicht sinnvoll, weil dann die Anspannung vor dem Einschlafen zu groß wird.
Wenn Sie keine Gelegenheit für einen kurzen Mittagsschlaf haben, machen Sie doch einfach die

Schlüsselschlaf-Übung

Setzen Sie sich entspannt auf einen Stuhl. Ihre Fußsohlen haben Bodenkontakt, die Beine sind leicht gespreizt. Neigen Sie Schultern und Kopf nach vorn, schließen Sie die Augen. In den leicht übereinanderliegenden Handflächen halten Sie ein Schlüsselbund. Atmen Sie tief durch, lockern Sie alle Muskeln, lassen Sie sich im wahrsten Sinne des Wortes durchhängen. Auch wenn Sie nur kurz einnicken – in dem Moment, in dem das Schlüsselbund aus Ihren entspannten Händen auf den Boden fällt, haben Sie durch Sekundenschlaf neue Kraft getankt.

Die Tiefen-Übung

Sie stehen auf einer Treppe mit zehn Stufen. Sie stehen auf der obersten Stufe. Da ist eine große Zehn. Sie sehen sie vor sich. Dann gehen Sie eine Stufe runter. Die Neun: Sie ist leuchtend rot. Die Acht. Sie ist silbern. Sie spüren jede Stufe unter sich, sehen jede Zahl, gehen tiefer und tiefer. Sie lassen sich viel Zeit, aber Sie freuen sich schon auf die große goldene Null. Zwischendurch gehen Sie wieder einmal eine Stufe hoch, spüren, wie das ist, wenn Sie aus der Tiefe wieder mehr Höhe gewinnen, gehen wieder tiefer und werden selbst immer schwerer, spüren Ihren Körper, die Matratze. Sie merken, wie schläfrig Sie werden. Sie lassen es zu.

So schlafen Sie besser aus und durch

Die meisten Schlafstörungen haben psychische Ursachen

Es ist nicht schlimm, wenn Sie hin und wieder ganz kurz wach werden. Normalerweise schläft man gleich wieder ein, ohne sich am nächsten Morgen überhaupt daran zu erinnern, daß man wach geworden ist.
Erst wenn Sie sich darauf konzentrieren, es mit Besorgnis registrieren, werden Sie richtig wach und bekommen mehr und mehr Angst davor, nicht wieder einschlafen zu können.
Auch hier helfen autogenes Training, Meditation, Yoga, innerlich ruhiger zu werden. Denn so simpel es klingt, es ist so: Die Seele muß zur Ruhe kommen. Dann hat auch der Schlaf, ob es ums Einschlafen oder Durchschlafen geht, mehr Stabilität.

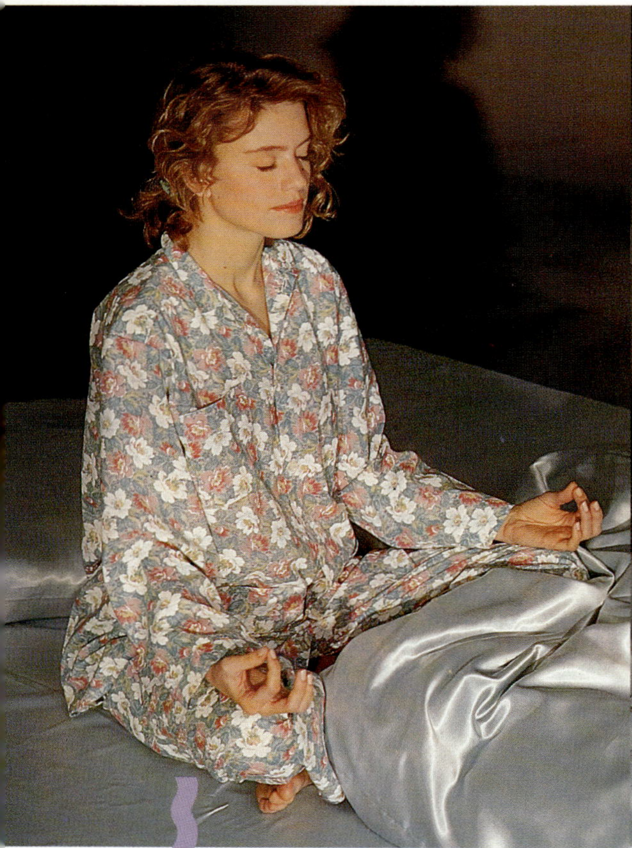

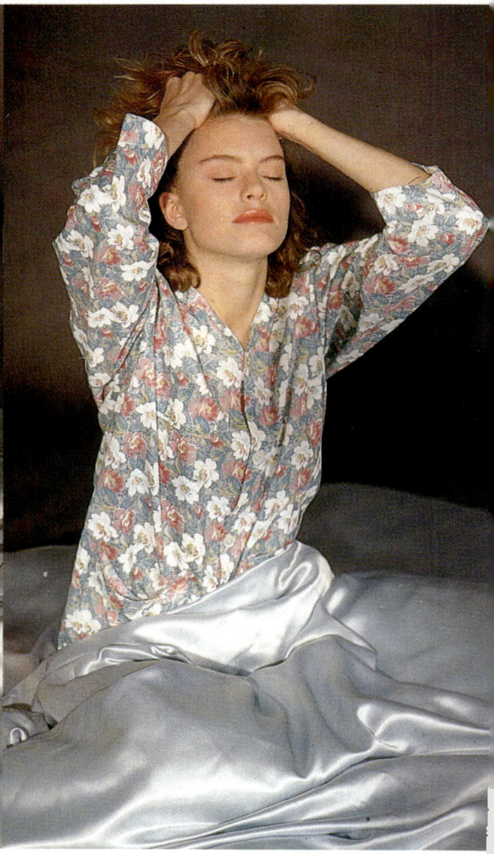

Meditationsübungen können eine große Hilfe gegen Schlafstörungen sein, weil Sie unter der Meditation entspannen. Wenn Sie nicht schlafen können, hilft es absolut nichts, sich die Haare zu raufen und sich darüber fürchterlich zu ärgern

Trinken Sie abends keinen Alkohol (ein Glas Bier oder Rotwein ausgenommen). Alkohol macht den Schlaf oberflächlich.

Stehen Sie auf, sobald Sie länger wach liegen, aber lassen Sie die Bettdecke zugedeckt, damit die Wärme erhalten bleibt. Gehen Sie in ein anderes Zimmer, lesen Sie etwas, gehen Sie auf und ab, und machen Sie dann ruhig noch einmal die Einschlafzeremonie: Schlaftee oder Milch trinken, kaltes Wasser über Arme und Beine laufen lassen. Dann gehen Sie zurück ins Bett und kuscheln sich in die Wärme.

Zu früh wach werden

Das zu frühe Wachwerden ist oft das erste Anzeichen einer sich anbahnenden Depression. Stehen Sie dann auf, das ist die beste Therapie, auch gegen eine mögliche Depression. Wenn es nach zwei Wochen nicht besser ist, bitte unbedingt zum Arzt gehen.

Die meisten Schlafstörungen kommen aus der Psyche, nur 26 Prozent sind organisch bedingt, zum Beispiel durch eine Überfunktion der Schilddrüse, Rheuma, Diabetis.

Möglichst keine Schlaftabletten nehmen. Mehr als zwei Millionen Schlaftabletten werden täglich geschluckt. Sie fördern zwar zunächst das Einschlafen, sind aber für einen gesunden Schlaf auf Dauer extrem schädlich. Sie stören, was die Ärzte die »Architektur des Schlafes« nennen, nämlich die natürlichen Folgen und Phasen des Schlafes: Sie unterdrücken den Traumschlaf und reduzieren den Tiefschlaf. Vor allem die Benzodiazephine (Valium, Librium) verändern den Tiefschlaf extrem.

Es gibt andere chemische Schlafmittel, die der eigenen Körpersubstanz gleichen und weder abhängig machen noch schädlich sind: das L-Tryptophan. Dieses Medikament entspricht der natürlichen Eiweißsubstanz (dem Tryptophan). Es ist absolut unschädlich und deshalb auch rezeptfrei. Trotzdem sollten Sie mit einem Arzt sprechen, bevor Sie es sich selbst kaufen. Das L-Tryptophan wirkt nicht sofort, sondern erst mit Langzeiteffekt, weil es die Schlaflosigkeit nicht zudeckt, sondern die Schlaffähigkeit allmählich wieder normalisiert.

Tryptophan – die natürliche Schlafsubstanz

Tryptophan ist eine Aminosäure, ein Eiweißbaustein, die mit der Nahrung aufgenommen wird. Milch, Fleisch, Bananen, Fisch haben viel Tryptophan. Im Gehirn wird es in den Neurotransmitter Serotonin umgewandelt. Und das – so weiß man inzwischen aus der Schlafforschung – gibt den Anstoß zum Schlaf. Diese Erkenntnis machte sich die Wissenschaft zunutze und entwickelte das Medikament L-Tryptophan.

DSIP – das körpereigene Schlafmittel

DSIP ist die Abkürzung für Delta-Sleep-Inducing-Peptide. Es ist eine erst kürzlich für die Schlafforschung entdeckte Eiweißsubstanz, ein Neuropeptid, mit der der Schlaf reguliert wird.

DSIP wird bisher nur in der Schweizer Schlafklinik Mariastein in der Nähe von Basel in der Schlaftherapie eingesetzt, und das mit großem Erfolg. Schwerste Fälle von Schlaflosigkeit wurden innerhalb von 14 Tagen kuriert. DSIP deckt das Problem Schlaflosigkeit nicht zu (genauso wie L-Tryptophan) oder bekämpft es auf unnatürliche Weise wie herkömmliche Schlafmittel. Sondern es ist imstande, dem Körper seinen natürlichen Schlaf zurückzugeben.

DSIP ist etwas für schwerste Fälle von Schlaflosigkeit – allein schon des Geldes wegen. Zwei Wochen Mariastein kosten etwa 10 000 Schweizer Franken. Und die Krankenkasse zahlt nichts dazu (siehe bitte auch Seite 121).

Das Jet-lag-Syndrom

Langstrecken-Vielflieger leiden oft unter Schlafstörungen, weil ihr Biorhythmus durcheinander ist. Sie sollten sich sofort nach der Ankunft am Reiseziel der Zeitverschiebung anpassen und versuchen, in der ersten Nacht soviel wie möglich zu schlafen. Auch wenn Sie damit ihre »innere Uhr« sozusagen ein bißchen vergewaltigen.

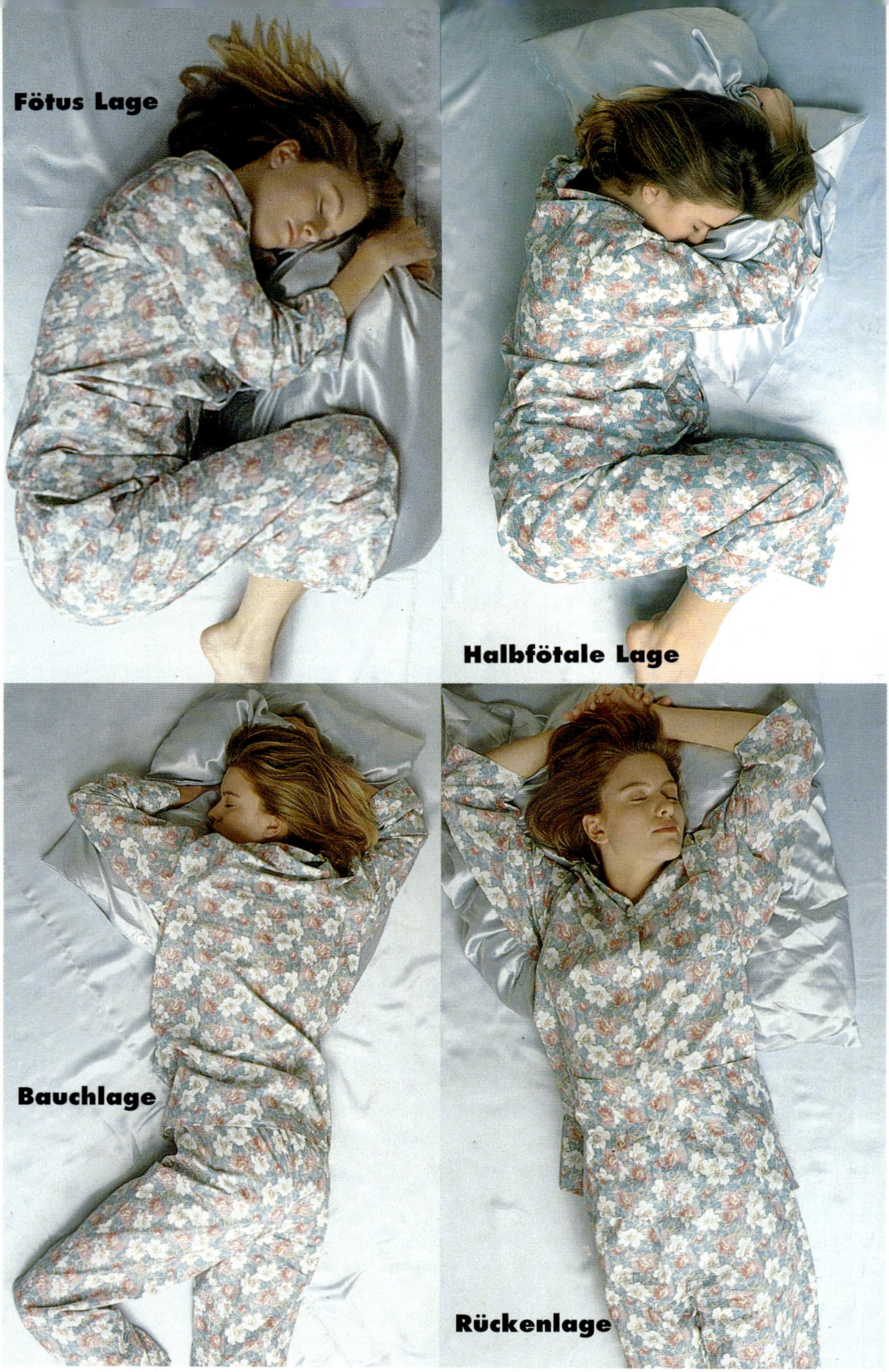

Sage mir, wie du schläfst, und ich sage dir, wer du bist. Wie im Wachzustand, so haben wir auch während des Schlafs eine Körpersprache, die tatsächlich mehr über uns aussagt, als wir manchmal ahnen

So erkennen Sie sich selbst

Die Körpersprache des Schlafes: Sag mir, wie du liegst …

Ein altes Sprichwort sagt: »Der König schläft auf dem Rücken. Der weise Mann auf der Seite. Der reiche auf dem Bauch.« Jeder Mensch drückt in seiner Körperhaltung sein Wesen aus. Die Bewegung der Hände, die Stellung der Füße, ob jemand aufrecht geht oder nach vorn gebeugt – aus allem kann man etwas über den Menschen erfahren. Freud hat als erster diese nichtverbalen Ausdrucksmittel erkannt und sie in seinen »Abwehrmechanismen« beschrieben.

Auch der Schlaf hat eine solche Körpersprache. Ob jemand auf dem Rücken schläft oder auf dem Bauch; ob jemand die Hände zur Faust geballt hat oder sie um ein Kissen schlingt während des Schlafens, wie die Füße aufeinander oder umeinandergeschlungen liegen. Das alles kann gedeutet werden, wenn man sich ein bißchen damit beschäftigt. Tiefenpsychologen glauben, daß sich in unserem Bettverhalten unsere Seele offenbart.

Die wenigsten Menschen schlafen in der Position ein, in der sie liegen, wenn sie sich »fürs Schlafen zurechtlegen«. Die meisten Menschen wechseln ganz kurz vor dem endgültigen Reinsinken in den Schlaf noch einmal ihre Lage. Die behalten sie dann mit Variationen die ganze Nacht über bei, obwohl sie sich vielleicht bis zu 60mal hin und her bewegen.

Dr. Samuel Dunkell, ein amerikanischer Psychoanalytiker, hat die vier häufigsten Schlafpositionen beschrieben:

Die Fötus-Lage

Wenn Sie zusammengekauert auf der Seite liegen, die Knie gebeugt, das Gesicht tief in den von Ihrem Körper beschriebenen Halbkreis gezogen, dann sind Sie ein Mensch, der ein stark ausgeprägtes Schutzbedürfnis hat und den Wunsch nach einem Mittelpunkt, um den herum sich Ihr Leben aufbaut.

Die halbfötale Lage

Das ist die häufigste aller Schlafpositionen. Nach einer Untersuchung der Harvard-Universität schlafen 75 Prozent aller rechtshändigen Menschen so:

Mit leicht angezogenen Knien auf der Seite schlafend, speichern Sie so die Wärme Ihres Körpers am besten, und Sie (be)schützen Ihr Herz, zumindest symbolisch gesehen. Gleichzeitig bleiben Sie offen für Ihre Umwelt. Wenn Sie so schlafen, sind Sie ein innerlich ausgewogener Mensch.

Ausgestreckte Bauchlage

Diese Position verrät das Bestreben, die Bettfläche unter Kontrolle zu bringen. Übertragen auf Ihr Leben, wollen Sie Ihre Umwelt selbst beherrschen. Sie schätzen keine Überraschungen, sind stets pünktlich, ordentlich und zuverlässig. Liegen Sie sogar bäuchlings diagonal im Bett? Dann wollen Sie den totalen Überblick.

Die königliche Rückenlage

Wer so schläft, war Lieblingskind oder hat zumindest als Kind im Mittelpunkt des Interesses gestanden. Sie sind sicher, selbstbewußt und haben ein gutes Selbstvertrauen, die Welt und ihre Angebote zu akzeptieren.

Werden Sie auf dem Rücken liegend wach, die Arme in großem Bogen über dem Kopf? Das wird ein guter Tag. Ihr Geist ist wach, die Seele ausgeruht. Sie sind im Einklang mit sich selbst.

Oder wachen Sie zusammengekauert an einer Kante des Bettes auf? Die Arme immer noch um das Kissen geschlungen und das Gesicht tief darin vergraben? Am liebsten würden Sie die Augen nicht öffnen, würden sich am liebsten in eine Höhle wünschen und dort warten, bis Sie jemand an die Hand nimmt.

Also, wie wir uns betten, so schlafen wir. Und wie wir schlafen, so sind wir.

So lebendig ist der Schlaf

Freundliche Gedanken vorm Einschlafen sorgen für freundliche Träume

Wir wissen inzwischen: Der Schlaf ist kein »vorübergehender Tod«, wie Dichter ihn gern gesehen hätten, sondern bei aller scheinbaren Passivität eine höchst aktive Angelegenheit: Wir reden, hören, empfinden im Schlaf, bewegen uns, geben Signale und empfangen welche.

Wenn wir neben oder mit dem Partner im Bett schlafen, fangen wir seine Gefühlsströmungen auf, reagieren wir unbewußt auf seine Ruhe oder Unruhe neben uns, hören wir, welche Geräusche er macht.

Der Lärm, der uns durch den schnarchenden Partner trifft, kann bis zu 80 Dezibel (Preßlufthammer 70–90 Dezibel) stark sein. Wie eine Umfrage der Weltgesundheitsorganisation in Italien ergab, schnarchen zehn Prozent aller Erwachsenen so laut, daß es im Nebenzimmer hörbar ist.

Andere Menschen knirschen mit den Zähnen, sprechen, pusten bei jedem Ausatmen dem Partner die Luft in den Nacken.

15 Prozent aller Schlafstörungen, das hat das Emnid-Institut in Bielefeld in einer neu durchgeführten Untersuchung herausgefunden, entstehen durch den Partner.

Gegen das Schnarchen gibt es noch kein Allheilmittel. Aber übergewichtige Menschen sollten versuchen abzunehmen – damit sie nicht immer auf dem Rücken schlafen müssen. Denn die Rückenlage, wenn Zunge und Unterkiefer nach hinten rutschen und der Schläfer durch den Mund atmet, provoziert das Schnarchen. Oft ist eine Herzkranz-Erkrankung oder zu hoher Blutdruck daran schuld, daß jemand schnarcht.

Mit Ärger auf den schnarchenden Partner zu reagieren hilft niemanden.

Psychologen und Ärzte empfehlen, wenn irgend möglich, getrennte Schlafzimmer, in jedem Fall aber getrennte Betten, zu nehmen.

Neben der Störung durch das Schnarchen, Pusten, Knirschen entwickelt sich bei dem gestörten Partner ein Gefühl des Grolls. Ganz logisch, weil er nicht schlafen kann. Und mit dem Groll kann er noch weniger schlafen. Das ist das gemeinsame Schlafzimmer wirklich nicht wert.

Getrennte Zimmer können außerdem in einer länger bestehenden Partnerschaft wieder neue Erotik und Spannung bringen. Und da sind wir bei den Gefühlen.

Auch wenn keiner der Partner Geräusche während des Schlafens macht, reagieren wir auf die »stille Kommunikation« der Gedanken.

Vorwürfe, Bitternis, Ärger, Verletztsein in seinen Gedanken mit in den Schlaf zu nehmen ist schlecht. Für einen selbst und für den anderen. Der eine fühlt es und kann nicht schlafen. Der andere spürt es und kann vielleicht auch nicht schlafen.

Ein gemeinsamer Spaziergang vor dem Zubettgehen, eine kleine Berührung, bevor Sie sich gegenseitig den Rücken zuwenden wollen, ein Lächeln, wenn Sie »gute Nacht« sagen – und der Ärger löst sich vielleicht in Luft auf, die Bitternis weicht der Erinnerung an die Gemeinsamkeit oder der Zärtlichkeit. Mit Ärger im Bauch kann man nicht schlafen. Versuchen Sie immer, selbst so viel Liebe und Zärtlichkeit zu geben, wie Sie sich selbst wünschen, und denken Sie bitte immer daran: Wer Liebe haben will, muß zunächst Liebe geben. Auf der Basis können Sie dann auch mit Ihrem Partner über alles reden – selbst darüber, daß Sie durch sein Schnarchen oder Pusten im Schlaf gestört werden.

So träumen Sie gut

Und nun, am Ende, wünschen wir Ihnen einen guten Schlaf und gute Träume. Denn auch Träume sind lenkbar. Obwohl sie ihren eigenen Regisseur, nämlich das Unterbewußtsein, haben, können wir mit unserer Gedankenkraft in die Dramaturgie unserer Träume eingreifen.

Freundliche Gedanken vor dem Einschlafen produzieren in den allermeisten Fällen auch freundliche Träume.

Aber der Schlaf mit seinen Traumphasen ist ja nicht nur dazu da, uns freundliche Stunden zu bescheren. Das Leben hat auch anderes parat. Wenn deshalb der Traum auch unsere dunklen Seiten offenbart – etwa in Form von Alpträumen –, ist das sehr wichtig für unsere seelische Balance.
Die Traumphasen (REM-Phasen) sind zu Beginn des Schlafes kurz (4–6 Minuten) und werden in den einzelnen Schlafphasen immer länger, sie können dann am Morgen bis zu dreißig Minuten lang sein. Je länger der Schlaf dauert, desto stärker wird die Traumtätigkeit.
Nach der Geburt besteht der Schlaf zu gleichen Teilen aus REM-Schlaf und NON-REM-Schlaf. Der Säugling träumt also sehr viel. Woher nimmt er seine Träume? Wir wissen es nicht genau. Wir können nur vermuten, daß er sie aus seinem »Leben vor dem Leben« nimmt.
Im Erwachsenenalter besteht der Schlaf nur noch aus 20–25 Prozent Traumanteil.
Nähme man dem Menschen seine Träume, er würde wahnsinnig werden.
Versuche mit Traumentzug haben gezeigt, daß der Schläfer, wenn er nach der Unterbrechung erneut in den Schlaf fällt, schneller in die REM-Phase kommt als normal und bei wiederholter Traumunterbrechung sofort nach dem Einschlafen mit dem Träumen beginnt (normal erst nach etwa eineinhalb Stunden). Der verhinderte Traum muß also unbedingt nachgeholt werden.
Schlaflabors haben inzwischen nachgewiesen, daß jeder Schläfer jede Nacht träumt, pro Nacht mindestens fünf- bis sechsmal. Auch wenn er sich am Morgen nicht mehr daran erinnert.
Seine Träume behält am besten der, der »hinhört«.
Amerikanische Traumforscher haben Tausende und Abertausende von Traumberichten gesammelt. Ihre Statistik: Frauen träumen freundlicher, sie träumen familienbezogen und von guten Gefühlen. Männer träumen öfter von anderen Männern, von Aggressionen, Kampf, Ehrgeiz. Von Unglück (46 Prozent) wird häufiger geträumt als von Erfolg (17 Prozent).
Träume kommen aus unserem Unterbewußtsein genauso wie aus dem erlebten Tagesgeschehen. Oft vermischt sich das eine mit dem anderen. Aber immer haben Träume, das wissen wir spätestens seit Freud, einen Sinn und eine Bedeutung.
Würden wir unsere Träume besser verstehen, könnten wir mit dem Leben oftmals besser umgehen. Und dadurch bedingt sicher auch besser schlafen.
Fast in jeder Stadt werden inzwischen Traum-Seminare angeboten (auch über die Volkshochschulen). Sie sind eine sehr eindrucksvolle Chance, mehr über uns, über unsere helle und über unsere dunkle Seite zu erfahren. Und wenn wir im Traum den Hüter unseres Schlafs erkennen, begreifen wir, daß Schlaf nicht nur eine Sache der Nacht ist.

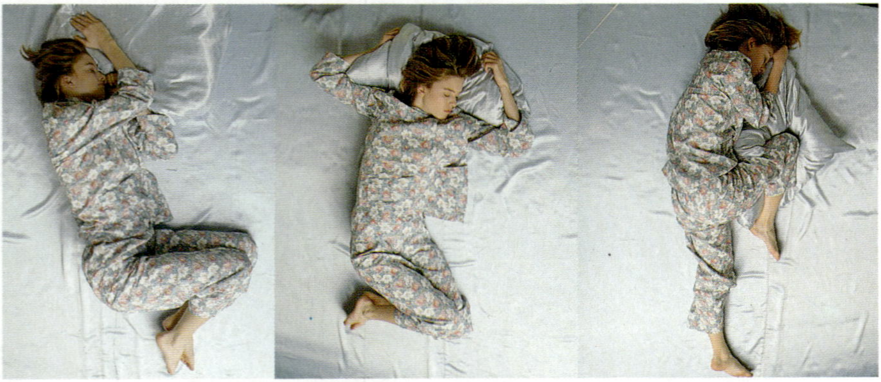

Auch wenn wir uns viel bewegen: Wir behalten immer unsere typische Schlaflage bei

TRAUMHAFT SCHLAFEN: DUNLOPILLO STUDIO-LINE

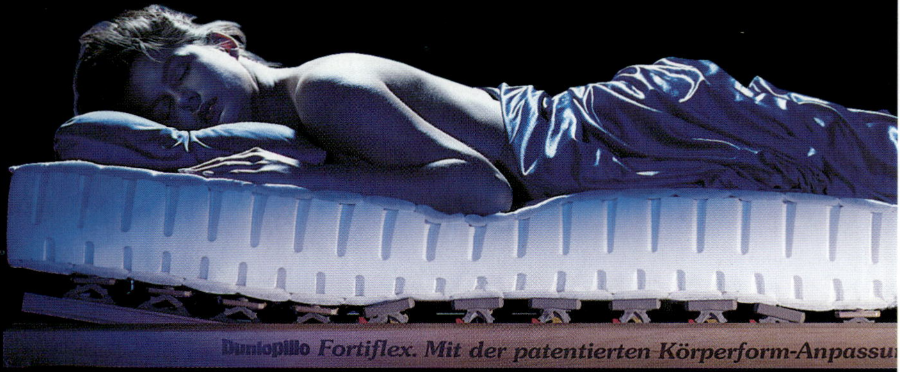

Genießen Sie die Schlafkultur für Anspruchsvolle. Entspannen Sie sich auf einem Studio-Line Schlafsystem von Dunlopillo, dem Erfinder der Latex-Matratze.

Matratzen und Federholzrahmen wurden von der Dunlopillo Schlafforschung entwickelt und ergänzen sich zu einem Liegesystem für traumhaften Schlafkomfort. Von der patentierten Körperform-Anpassung der Federholzrahmen bis zur speziellen Schulter-Komfortzone bei punktelastischen Latex-Matratzen – Studio-Line Schlafsysteme sorgen bis ins Detail für eine körpergerechte Abstützung in allen Lagen.

Möchten Sie mehr wissen über Dunlopillo Studio-Line? Wir schicken Ihnen gerne weitere Informationen und Bezugsquellen-Nachweise.

Dunlopillo Verbraucher-Beratung
Stichwort: "Traumhaft schlafen"
Postfach 1342, 6450 Hanau

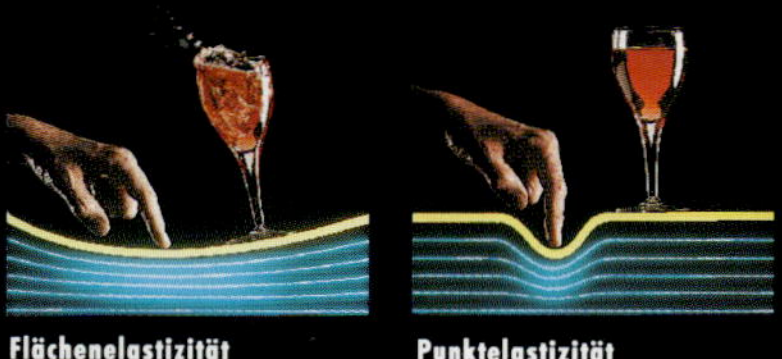

Flächenelastizität   Punktelastizität
Der Vorteil einer punktelastischen Matratze: Sie gibt nur dort nach, wo sie belastet wird.

Dunlopillo®
STUDIOLINE
SCHLAFEN WIE EIN MURMELBÄR

Das Ratgeber-Programm

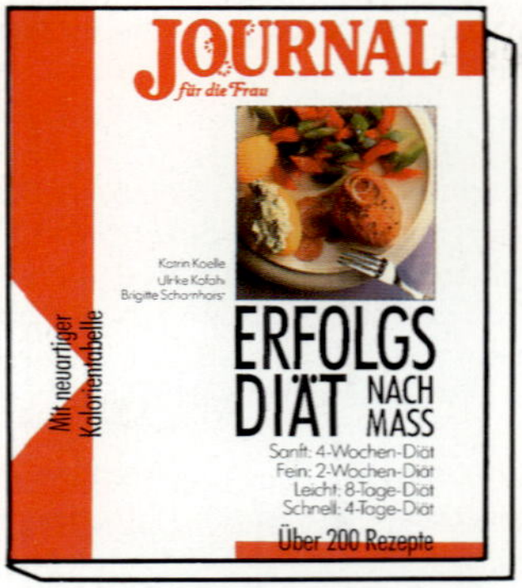

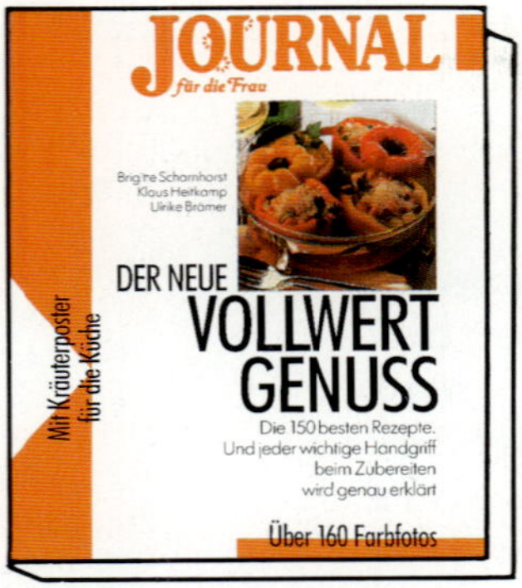

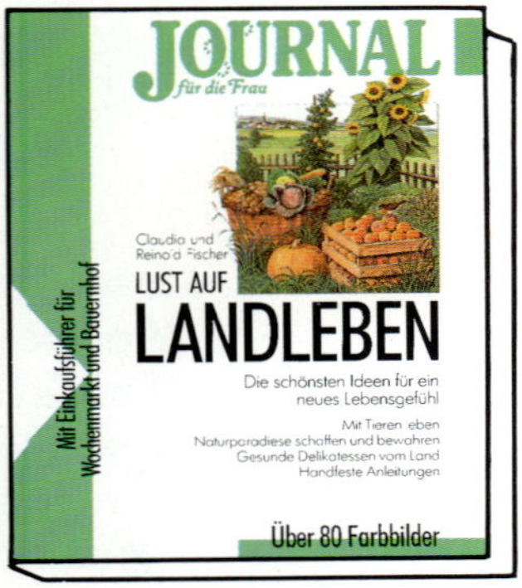

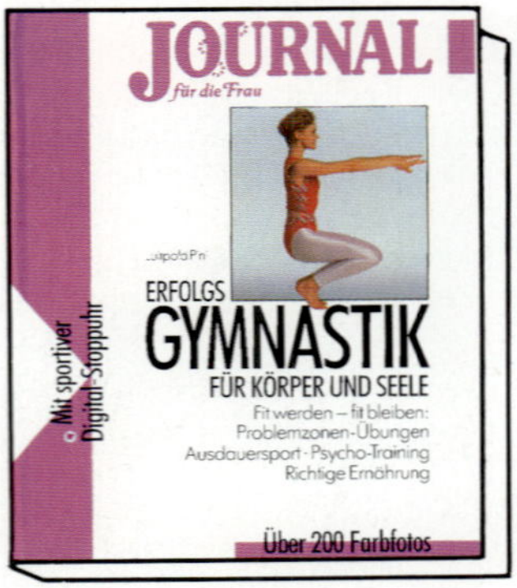

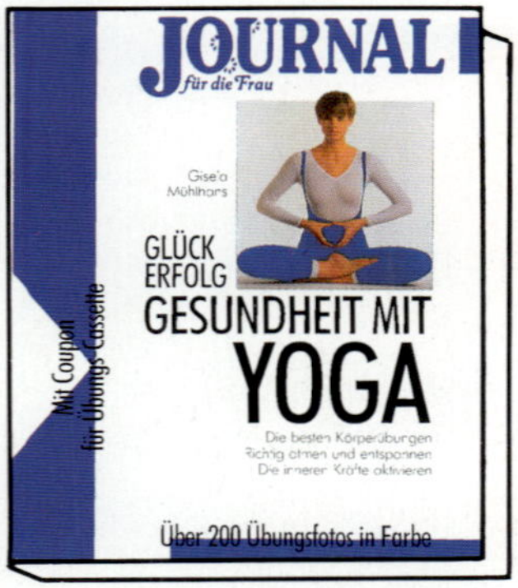

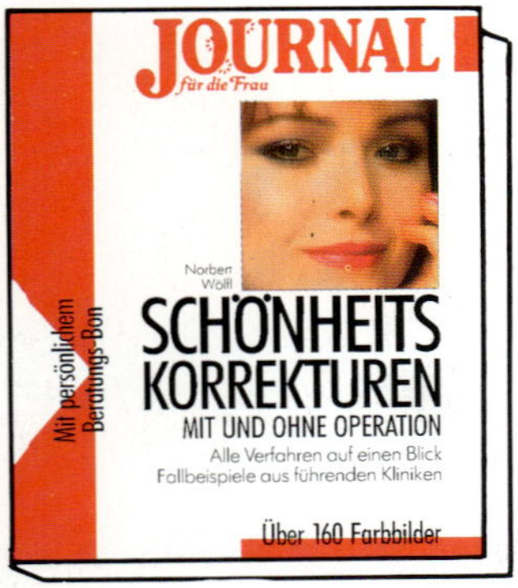

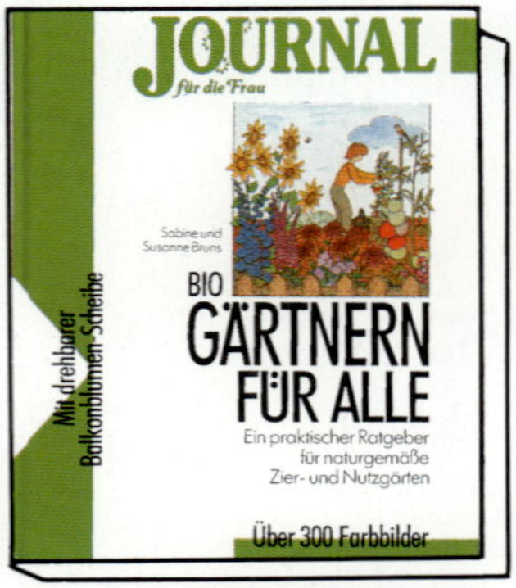

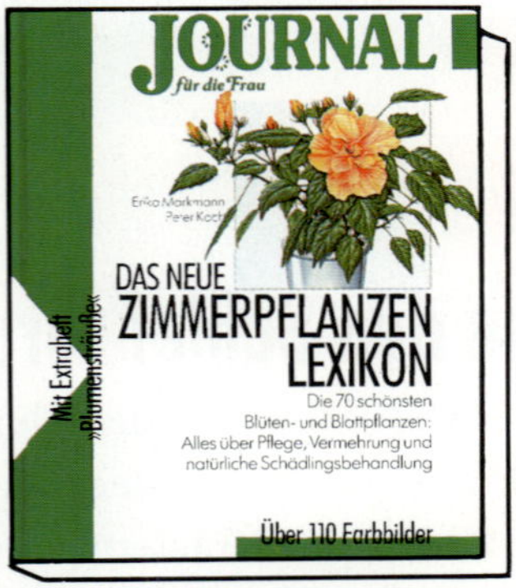

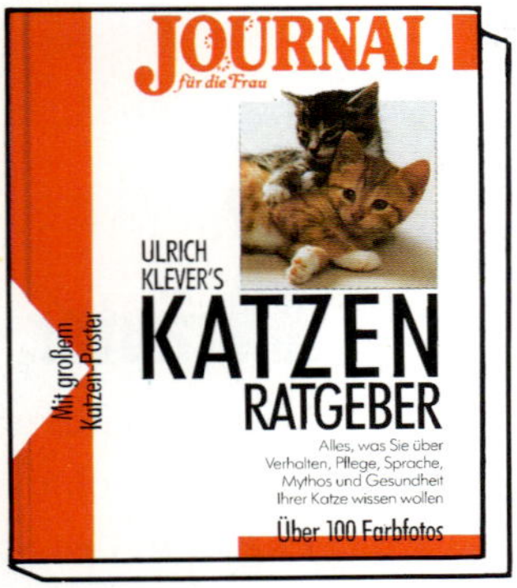

JOURNAL FÜR DIE FRAU – Deutschlands große klassische Frauenzeitschrift – macht Bücher für ein besseres Leben. Jeweils 160 Seiten stark, durchgängig farbig, 29,80 DM preiswert. Und: Jeweils mit einem besonderen EXTRA. Welche das sind, können Sie auf den einzelnen Titeln hier oben nachlesen. Oder angucken – im Buchhandel

Das sagen Experten

Schlaftips vom Internisten, von der Heilpraktikerin und der Diplompsychologin

Frage

Was kann man Menschen bei Einschlaf- und Durchschlafstörungen sowie beim zu frühen Aufwachen raten?

Aus standesrechtlichen Gründen haben wir bei den Expertentips auf Namensnennungen verzichten müssen.

Internist und Schlafforscher

Wer hin und wieder einmal schlecht schläft, egal, ob man schwer einschläft, nachts öfter oder zu früh aufwacht, ist nicht schlafgestört. Ernährungsverhalten, Streß, psychische Belastungen oder eine Krankheit können z.B. die Ursache sein. Ist die beseitigt, ist auch die »Schlafstörung« in der Regel behoben. Hier hilft es meist schon, die Erwartungen an den Schlaf vorübergehend zu reduzieren. Oft kann man sich mit den bekannten Entspannungstechniken selbst helfen. Überrascht wird man dann feststellen, daß der nächste Tag auch mit etwas weniger Schlaf ganz gut zu überstehen ist.

Wer jedoch über längere Zeit regelmäßig unter Einschlaf- oder Durchschlafstörungen bzw. unter zu frühem Aufwachen leidet, sollte den Arzt aufsuchen, um den Ursachen auf die Spur zu kommen.

Diese können sehr vielfältig sein und müssen genau abgeklärt werden. Schlafstörungen können z.B. aufgrund von – auch noch unerkannten – Krankheiten, von tiefer liegenden psychischen Störungen und von äußeren Ursachen, z.B. von Lärm einem schlechten Bett oder einem ungünstigen Raumklima, entstehen.

Kräuter, die den Schlaf fördern:

Melisse, reifes gelbes Haferstroh, Friedensblume, Hopfen, Baldrian, Johanniskraut, Apfelschalentee, Orangenblüten. Es gibt fertige Schlaftees in den Kräuterhäusern und Apotheken. Die Apotheken führen schlaffördernde Naturheilmittel in Tropfen- und Tablettenform, zumeist auf der Basis der obengenannten Kräuter. Oft kommen herzwirksame und entschlackende Drogen hinzu. Der Heilpraktiker paßt das Mittel individuell optimal an.

Heilpraktikerin

Keine Schlafmedikation vor genauer Untersuchung. Gab oder gibt es körperliche oder seelische Belastungen? Homöopathische Anamnese, klinische Anamnese und Untersuchung.
Ausschaltung äußerer und innerer Störungsfaktoren; rechtzeitige Vorbereitung des Schlafes; feste Schlafzeiten; möglichst frühe und leichte Abendmahlzeit; ausreichende Sauerstoffaufnahme, gegebenenfalls durch Yogaübungen oder Spaziergang; Vermeidung aufregender Lektüre oder anderer Sinneseindrücke (auch Fernsehen, Diskussionen etc.).

Kneippsche Anwendungen:
Wassertreten in der Wanne; Kurzwickel; schlafförderndes Bad (kurz, lau mit oder ohne Extrakte wie Heublume, Melisse, auch Meersalz).
Zuletzt noch einen Schlaftrunk wie ein Glas warmes Wasser mit einemTeelöffel Honig oder eine Tasse Melissentee oder eine Tasse Haferstrohtee (reif, gelb), ein Glas Rotwein oder Bier (nicht für Alkoholiker).
Ausschalten innerer und äußerer Störungsfaktoren; Überdenken der Gewohnheiten beim Essen und Trinken und anderer zu Einschlafstörungen beschriebener möglicher Ursachen. Wichtig ist auch die Frage, ob vor kurzem starke Medikamente eingenommen wurden (Krankenhausaufenthalt?).
Bei vorzeitigem Erwachen gilt eigentlich dasselbe wie für Ein- und Durchschlafstörungen, aber es sollte auch an die Organzeiten aus der Akupunktur gedacht werden. (Beispiel: In der Akupunktur wird jedem Organ eine bestimmte Zeit zugeordnet. Die Organzeit der Galle ist zwischen 23.00 Uhr und 1.00 Uhr morgens, die der Leber zwischen 1.00 Uhr und 3.00 Uhr morgens. Wachen Sie zum Beispiel über einen längeren Zeitraum immer zu diesen Zeiten auf, dann ist mit Ihrer Gallenblase oder Ihrer Leber etwas nicht in Ordnung.)

Diplompsychologin

Für sämtliche Arten der Schlafstörung gilt: Zunächst einmal muß von einem Arzt geklärt werden, ob die Störung organische Ursachen hat. Ist das nicht der Fall, forsche ich gemeinsam mit dem Patienten nach den Hintergründen seiner Schlafstörung. Meist ist sie nur das Symptom für einen dahinterliegenden Konflikt: Gibt es Probleme bei der Arbeit oder in der Familie, leidet er unter Streß, unter unterdrückten Wünschen, neigt er zum Grübeln, oder hat er eine pessimistische Lebenseinstellung?
Sobald das Problem gelöst ist, verschwindet in den meisten Fällen auch die Schlafstörung von selbst. Allerdings braucht das seine Zeit.
Währenddessen gibt es eine Reihe praktischer Hilfen, um die Schlafstörung zu verringern.

Bei Einschlafproblemen:
1. Vor dem Schlafengehen Aufregung vermeiden. Möglichst keine aufwühlende Fernsehsendung, kein allzu spannendes Buch, keine Grundsatzdiskussion mit dem Partner.
2. Vor dem Schlafengehen entspannen. Ein warmes Bad, ein Spaziergang, Beschäftigung mit dem Hobby oder sanfte Musik sind gute Entspannungshilfen. Sehr wirkungsvoll ist auch das Erlernen von Entspannungstechniken. Dabei hat sich besonders das autogene Training bewährt.
3. Eine gelassene Einstellung zur Schlafstörung entwickeln. Einschlafen ist keine Willensfrage, sondern des innerlichen Loslassens. Je mehr man sich bewußt anstrengt, um so weniger gelingt es.

Bei Durchschlafstörungen:
Wenn Sie möchten, können Sie die Entspannungstechniken benutzen, die auch für Menschen mit Einschlafschwierigkeiten gelten. Sie sollten sich jedoch nicht zwingen, ruhig im Bett liegen zu bleiben. Besser ist es, für eine Weile aufzustehen und sich so lange zu betätigen, bis man wieder Müdigkeit spürt. Das Gefühl, etwas Nützliches getan zu haben, tröstet außerdem über die verlorene Schlafzeit hinweg.

Bei Ausschlafstörungen gilt:
Zum einen sollten Sie so lange im Bett bleiben, wie Sie normalerweise schlafen möchten, und die Ruhe genießen, ohne sich unter Druck zu setzen. Auch das ist erholsam. Oder Sie stehen auf und beginnen Ihre Arbeit. Falls es möglich ist, sollten dann die fehlenden Schlafstunden durch einen kleinen Mittagsschlaf ersetzt werden.

Frage

Internist und Schlafforscher

Woran erkenne ich schwere Schlafstörungen?

Schwere Schlafstörungen erkennt man in der Regel daran, daß sie länger als etwa vier Wochen anhalten und das tägliche Befinden beeinträchtigen. Zu beachten ist dabei, daß das Schlafbedürfnis und -verhalten individuell unterschiedlich sind und sich altersgemäß verändern. Wer z.B. im Alter öfter nachts aufwacht und nicht, wie früher gewohnt, ca. acht Stunden schläft, ist nicht unbedingt schlafgestört. Das könnten typische Schlafveränderungen sein, die mit dem Alter zusammenhängen. Wichtig als Merkmal ist das subjektiv empfundene Leiden unter der Schlafstörung, das zu einer genaueren Klärung beim Arzt auffordern sollte.

Ist es richtig, daß der Schlaf vor Mitternacht doppelt zählt?

Der relativ frühe Schlaf ist wichtig. In den ersten Schlafphasen nehmen die – für die Erholung so wichtigen – Tiefschlafphasen weitaus mehr Raum ein als in den frühen Morgenstunden, wo sie immer kürzer werden. Allerdings kann man aufgrund des individuell etwas unterschiedlichen Schlafs die Zeitmarke »Mitternacht« sicher nicht so genau setzen.

Wie wichtig ist die »innere Uhr«?

Grundsätzlich sollte man sich – so oft wie möglich – nach den eigenen Schlafbedürfnissen richten und z.B. die gewohnte Zubettgehzeit einhalten. Auch Schlafrituale – entspannende abendliche Gewohnheiten – können das Einschlafen positiv vorbereiten und unterstützen. Abweichungen vom gewohnten Rhythmus lassen sich hin und wieder verkraften, auf Dauer stören sie den Schlaf und die notwendige Erholung.

Heilpraktikerin

Daran, daß die Störung länger anhält, und kein Grund dafür zu finden ist; daran, daß die Belastbarkeit und Leistungsfähigkeit sinken und sich Nervosität und depressive Verstimmungen einstellen.

Unsere Schlafbereitschaft stellt sich mit der sinkenden Sonne ein und endet mit der aufgehenden Sonne. Daß wir uns mit unseren Gewohnheiten in der sogenannten zivilisierten Welt nicht daran halten, geht auf Kosten unserer nervlichen Belastbarkeit und unserer Gesundheit allgemein.

Der Schlaf ist (siehe Sonnenaufgang und Sonnenuntergang) eine Frage der natürlichen Gegebenheiten und dessen, inwieweit wir diesem natürlichen Bedürfnis nachgeben wollen und können. Unser Körper ist am Abend oft nicht müde, weil wir uns nicht mehr genügend körperlich betätigen. Dafür ist der Kopf überreizt, die Nerven angespannt. Die Folge: Wir verstellen pausenlos unsere »innere Uhr« und tragen unserer persönlichen Schlafbedürftigkeit nicht Rechnung. Dreimal pro Woche sollte man um 22.00 Uhr schlafen gehen.

Diplompsychologin

Jede der drei genannten Schlafstörungsarten und auch ihre Mischformen können zu einer schweren Schlafstörung werden, wenn sie unverändert über lange Zeit andauern. Sie sind mit einem starken subjektiven Gefühl der Qual und des Leidens verbunden. Folge eines solchen Schlafdefizits können nervöse Störung, Leistungsabfall, Kontaktschwierigkeiten und Stimmungsschwankungen sein. Hier müssen Arzt und Psychologe gemeinsam versuchen, die Ursache und die Lösung zu finden. Möglicherweise liegt eine psychiatrische Erkrankung vor, oder eine Kur ist angebracht.

Nein. Für die Qualität des Schlafes spielt es keine Rolle, ob man um zehn oder um ein Uhr ins Bett geht. Trotzdem steckt in dieser Volksweisheit ein Körnchen Wahrheit: Das Schlafprofil einer ganzen Nacht besteht aus vier Schlafzyklen mit unterschiedlicher Tiefe. Der Tiefschlaf tritt dabei nur in den ersten zwei Zyklen, also zu Beginn des Schlafes, auf. Später wird der Schlaf oberflächlicher.

Sie ist sehr wichtig. Für die meisten biologischen Vorgänge im Menschen hat man einen vierundzwanzigstündigen, sogenannten circadianen oder tagesperiodischen Rhythmus festgestellt. Weil sich der circadiane Rhythmus als weitgehend unabhängig von äußeren Bedingungen erwiesen hat, bezeichnet man ihn auch als »innere Uhr«.
Auch für den Schlaf ist die innere Uhr von entscheidender Bedeutung. Untersuchungen in unterirdischen Bunkern haben ergeben, daß die Schlafzeit nicht allein durch Ermüdung bestimmt wird, sondern daß der circadiane Rhythmus eine Rolle spielt.

Frage

Internist und Schlafforscher

Welche rezeptfreien Schlafmittel gibt es, bzw. welche sind für die Selbstmedikation empfehlenswert?

Die Behandlung einer Schlafstörung gehört in die Hand des Arztes. Bei länger anhaltenden Schlafstörungen sollte man die Selbstmedikation unbedingt lassen und einen Arzt aufsuchen. Zum Thema Schlafmittel ist grundsätzlich zu sagen, daß jedes Schlafmittel – ob rezeptfrei oder -pflichtig – den natürlichen Schlafrhythmus verändert und sich auch auf den Tagesablauf oft nachhaltig auswirkt. Auf Dauer erzeugen Schlafmittel – neben der evtl. sich einstellenden Abhängigkeit – Schlafstörungen. Sie können also nur Hilfsmittel für einige Zeit sein, bis die Ursache der Schlafstörung gefunden ist. Schlafmittel sollten daher nur auf Anraten des Arztes genommen werden, um individuell das »richtige« Mittel, das am wenigsten belastet, herauszufinden.

Auf eine Übersicht über scheinbar »weniger schädliche« rezeptfreie Schlafmittel wird hier aus medizinischen Gründen verzichtet. Die Behandlung mit Schlafmitteln gehört nicht in den Bereich der Selbstmedikation, auch wenn es rezeptfreie Mittel auf dem Markt gibt.

Welche Kosten übernimmt die Krankenkasse bei schweren Schlafstörungen?

Die Kosten für vom Arzt verordnete Medikamente trägt die Krankenkasse. Sind bei schweren Schlafstörungen, z.B. beim Verdacht auf Apnoen (Atemstillstände im Schlaf), genaue Schlafuntersuchungen in einem Schlaflabor oder in einer -klinik notwendig, so werden diese getragen, wenn der behandelnde Arzt dies verordnet, evtl. muß die Krankenkasse die Behandlung vorher genehmigen.

Register

A

B

C

D

E

F

G

T

U

V

W

Y

Z